Depression

Herausgegeben von

OMR Prof. Dr. sc. med. Ehrig Lange,
Dresden

Depression

Ergebnisse des Symposiums der
Sektion Psychiatrie der Gesellschaft
für Psychiatrie und Neurologie
der DDR vom 29./30. Oktober 1986
in Neubrandenburg

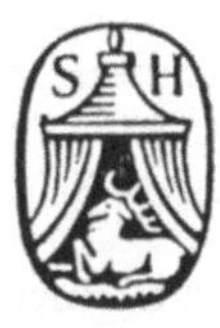

S. Hirzel Verlag Leipzig 1988

Distributed by
Springer Verlag Wien–New York

ISBN-13:978-3-211-95843-8 e-ISBN-13:978-3-7091-7559-0
DOI: 10.1007/978-3-7091-7559-0

Depression / Hrsg. von: Ehrig Lange – 1. Aufl. –
Leipzig: Hirzel, 1988. 82 S.
(Psychiatrie, Neurologie und medizinische
Psychologie : Beiheft; 41)
NE: Lange, Ehrig

Beiheft 41 zur Zeitschrift
Psychiatrie, Neurologie
und medizinische Psychologie
Chefredakteur: Prof. Dr. sc. med.
H. A. F. Schulze, Berlin

VLN 267 · 245/23/88 · LSV 2185
1. Auflage

Gesamtherstellung: INTERDRUCK
Graphischer Großbetrieb Leipzig
Deutsche Demokratische Republik

Vorwort

Das Symposium der Sektion Psychiatrie der Gesellschaft für Psychiatrie und Neurologie der DDR am 29. und 30. Oktober 1986 in Neubrandenburg beschäftigte sich im Hauptanteil des wissenschaftlichen Programms mit der Problematik der Depression. Hirnbiochemische, psychopathologische und psycho-soziale Aspekte haben den scheinbar so scharf umrissenen Begriff der Krankheit Depression in Frage gestellt. Kritische Überprüfungen erfolgten, und Neubestimmungen wurden versucht. Dabei ist es unverkennbar, daß eine schärfere Bestimmung des Psychotisch-Depressiven erreicht werden konnte, ebenso eine Differenzierung komplexer therapeutischer Strategien. Prophylaktische Einsätze haben sich angeboten und rezidivprophylaktische Therapie erwies ihre Wirksamkeit. Das alles wollte das Symposium in wesentlichen Positionen zusammentragen, dabei insbesondere diejenigen Bemühungen und Ergebnisse herausstellen, die im eigenen Lande erreicht werden konnten.

Der Sammelband enthält alle Vorträge des Symposiums, zum Teil in gekürzter Fassung. Um zu starke Kürzungen zu vermeiden und um alle Vorträge zur Veröffentlichung zu bringen, wurde auf Literaturverzeichnisse und Zusammenfassungen verzichtet.

Mein herzlicher Dank gilt Herrn Doz. Dr. sc. med. Glaß, Neubrandenburg, und seinen Mitarbeitern für die umfangreiche Arbeit der organisatorischen Vorbereitung. Bei meinen Dresdener Mitarbeitern, die mich maßgeblich unterstützt haben, bedanke ich mich besonders herzlich.

Ehrig Lange

Inhaltsverzeichnis

Diagnostik und Psychopathologie

Prophylaxe

Therapie

Forensik

Autorenverzeichnis

Bach, O., Prof. Dr. sc. med., Psychiatrische Klinik des Bereiches Medizin der Karl-Marx-Universität Leipzig, 7039

Broeker, H., Dr. sc. med., Klinik und Poliklinik für Psychiatrie und Neurologie der Medizinischen Akademie „Carl Gustav Carus" Dresden, 8019

Burger, E., Fachkrankenhaus für Neurologie und Psychiatrie Berlin-Lichtenberg, 1130

Dmitrijewa, T. B., Dr. med., Kandidatin der medizinischen Wissenschaften, Allunions-Wissenschaftliches Serbski-Institut für allgemeine und gerichtliche Psychiatrie Moskau

Dontschew, P., Prof. Dr. sc. med., Abteilung für forensische Psychiatrie des Zentrums für Neurologie, Psychiatrie und Neurochirurgie der Medizinischen Akademie Sofia

Ehle, G., Doz. Dr. sc. med., Lehrbereich medizinische Psychologie der Nervenklinik des Bereiches Medizin (Charité) der Humboldt-Universität zu Berlin, 1040

Ernst, K., MR Prof. Dr. sc. med., Abteilung für Psychiatrie der Nervenklinik der Wilhelm-Pieck-Universität Rostock, 2500

Felber, W., Dr. med., Klinik und Poliklinik für Psychiatrie und Neurologie der Medizinischen Akademie „Carl Gustav Carus" Dresden, 8019

Ficker, F., Dr. med. Klinik und Poliklinik für Psychiatrie und Neurologie der Medizinischen Akademie „Carl Gustav Carus" Dresden, 8019

Finger, I., Dr. med., Fachkrankenhaus für Neurologie und Psychiatrie Berlin-Lichtenberg, 1130

Franke, L., Dr. med., Nervenklinik des Bereiches Medizin (Charité) der Humboldt-Universität zu Berlin, 1040

Gottschall, R., Dr. med., Klinik für Anaesthesiologie und Intensivtherapie des Bereiches Medizin der Friedrich-Schiller-Universität Jena, 6900

Haß, S., Dr. med., Nervenklinik am Bezirkskrankenhaus Plauen, 9900

Hempel, H. D., Dr. med., Klinik für Psychiatrie und Neurologie „Hans Berger" des Bereiches Medizin der Friedrich-Schiller-Universität Jena, 6900

Huszár, I., Prof. Dr. sc. med., Psychiatrische Klinik der Semmelweiß-Universität Budapest

König, L., Dr. med., Klinik und Poliklinik für Psychiatrie und Neurologie der Medizinischen Akademie „Carl Gustav Carus" Dresden, 8019

Koselowski, G., Dr. med., Klinik für Psychiatrie und Neurologie „Hans Berger" des Bereiches Medizin der Friedrich-Schiller-Universität Jena, 6900

Kolawik, A., Dr. med., Klinik für Psychiatrie und Neurologie „Hans Berger" des Bereiches Medizin der Friedrich-Schiller-Universität Jena, 6900

Kreiner, R., Dr. med., Klinik und Poliklinik für Psychiatrie und Neurologie der Medizinischen Akademie „Carl Gustav Carus" Dresden, 8019

Kühne, G. E., OMR Prof. Dr. sc. med., Klinik für Psychiatrie und Neurologie „Hans Berger" des Bereiches Medizin der Friedrich-Schiller-Universität Jena, 6900

Kulawik, H., Prof. Dr. sc. med., Nervenklinik des Bereiches Medizin (Charité) der Humboldt-Universität zu Berlin, 1040

Lammel, M., Dr. med., Psychiatrische Klinik des Städtischen Klinikums Berlin-Buch, 1115

Lange, E., OMR Prof. Dr. sc. med., Klinik und Poliklinik für Psychiatrie und Neurologie der Medizinischen Akademie „Carl Gustav Carus" Dresden, 8019

Lazarus, R., Dr. med., Neurologisch-Psychiatrische Abteilung der Poliklinik Dresden-Niedersedlitz, 8045

Leitner, P., Dr. med., Nervenklinik des Bereiches Medizin (Charité) der Humboldt-Universität zu Berlin, 1040

Lemke, S., Dr. med., Klinik für Psychiatrie und Neurologie „Hans Berger" des Bereiches Medizin der Friedrich-Schiller-Universität Jena, 6900

Leonhard, K., Prof. em. Dr. sc. med., Nervenklinik des Bereiches Medizin (Charité) der Humboldt-Universität zu Berlin, 1040

Lobeck, G., Dr. med., Psychotherapeutische Abteilung des Bezirkskrankenhauses Dresden-Neustadt, 8051

Müller, D., Doz. Dr. sc. med., Klinik und Poliklinik für Psychiatrie und Neurologie der Medizinischen Akademie „Carl Gustav Carus" Dresden, 8019

Peter, K., Dr. med., Klinik für Psychiatrie und Neurologie „Hans Berger" des Bereiches Medizin der Friedrich-Schiller-Universität Jena, 6900

Poppe, W., OMR Doz. Dr. sc. med., Nervenklinik Hochweitzschen, 7301

Richter, G., Dr. med., Abteilung für Psychiatrie der Nervenklinik der Wilhelm-Pieck-Universität Rostock, 2500

Richter, J., Dipl.-Psych., Abteilung für Psychiatrie der Nervenklinik der Wilhelm-Pieck-Universität Rostock, 2500

Schou, M., Prof. Dr. sc. med., Psykiatrisk Hospital Risskov (Dänemark), 8240

Schulze, A., Dr. med., Nervenklinik des Bereiches Medizin (Charité) der Humboldt-Universität zu Berlin, 1040

Seidel, M., Dr. med., Nervenklinik des Bereiches Medizin (Charité) der Humboldt-Universität zu Berlin, 1040

Späte, H. F., OMR Prof. Dr. sc. med., Klinik und Poliklinik für Psychiatrie und Neurologie der Martin-Luther-Universität Halle, 4020

Stockmann, I., Dr. med., Klinik und Poliklinik für Psychiatrie und Neurologie der Martin-Luther-Universität Halle, 4020

Szilárd, J., Prof. Dr. sc. med., Neurologische und Psychiatrische Klinik der Medizinischen Universität Szeged.

Theiß, E., Dr. med., Nervenklinik des Bereiches Medizin (Charité) der Humboldt-Universität zu Berlin, 1040

Uebelhack, R., Doz. Dr. sc. med., Nervenklinik des Bereiches Medizin (Charité) der Humboldt-Universität zu Berlin, 1040

Umann, E., Dr. med., Nervenklinik des Bereiches Medizin (Charité) der Humboldt-Universität zu Berlin, 1040

Waldmann, K.-D., Dr. sc. med., Nervenklinik am Bezirkskrankenhaus Plauen, 9900

Wandel und Konstanz des Depressionsbegriffes

H. F. Späte

Kaum eine andere Krankheitsbezeichnung spiegelt den verschlungenen und steinigen Weg zur psychiatrischen Theorienbildung so eindrucksvoll wider wie die der Depression. Bevor dieser Begriff in die psychiatrische Literatur eingeführt wurde und sich unaufhaltsam wie eine leicht eingängige und verlockende Melodie verbreitete, wurde das, was wir heute unter Depression verstehen, für über zweitausend Jahre mit einem „der ältesten Bezeichnungen eines psychiatrischen Sachverhaltes" (*Glatzel*), nämlich mit „Melancholie" benannt. Und der Wandel der Auffassungen, die mit diesem Begriff verbunden sind und die einen Teil der Kulturgeschichte der Menschheit darstellen, veranlaßte *Dreyfus* zu der Bemerkung, daß die Geschichte der Melancholie die Geschichte der Psychiatrie sei. Auch Melancholie war ein im alltäglichen Sprachgebrauch gängiger Begriff und galt als Bezeichnung für jegliche „trübsinnige Gemütsverfassung mit grüblerischer Neigung", für „schwermütige Verstimmungen" und für „jede Form psychischer Hemmung". Obgleich sich im Laufe der Jahrhunderte die pathogenetischen Vorstellungen, die mit dem Begriff verbunden waren, weitgehend verloren hatten, sah sich noch 1838 *Esquirol* veranlaßt, darauf hinzuweisen, daß die Melancholie nicht immer von der Galle abhänge. Er schlug deshalb für den gleichen Sachverhalt den Begriff Monomanie vor; er verstand darunter die Melancholie, die „mit manie kompliciert" war, während er eine weitere Form, die *Rush* (1812) als Tristimanie bezeichnet hatte und die der Melancholie der Alten entsprach, mit Lypemanie benannte. Diese Bezeichnungen setzten sich nicht durch, zeigen aber, daß vergangene Generationen mit ähnlichen Problemen zu ringen hatten wie wir heute.

Nach der Abtrennung der Hypochondrie und der Ausgliederung depressiver Zustände bei Progressiver Paralyse wurde der Melancholiebegriff zunehmend eingeengt. Mitte des vergangenen Jahrhunderts waren dann Manie und Melancholie zur „folie circulaire", zum zirkulären Irresein, zusammengefaßt worden; es blieb jedoch Emil *Kraepelin* (1899) vorbehalten, in seinem dichotomen System das manisch-depressive Irresein der Dementia praecox gegenüberzustellen. Als Melancholie bezeichnete er weiterhin „alle krankhaften ängstlichen Verstimmungen der höheren Lebensalter, welche nicht Verlaufsabschnitte anderer Formen des Irreseins darstellen".

Aus philosophischer Sicht ist ein Begriff die gedankliche Widerspiegelung von Dingen auf Grund ihrer invarianten Merkmale, d. h. ihrer Eigenschaften oder Beziehungen. Begriffe haben einen Inhalt und einen Umfang. Der Inhalt widerspiegelt den Komplex der Merkmale, die allen im entsprechenden Begriffsumfang widergespiegelten Dingen gemeinsam sind. Es wird gefordert, daß in einer exakten wissenschaftlichen Terminologie die umkehrbar eindeutige Zuordnung von Begriff und Wort erfolgt. Die wichtigste Begriffsbestimmung ist die Definition; weniger Anspruch auf Wissenschaftlichkeit haben definitionsähnliche Umschreibungen wie Beschreibung, Vergleich und Unterscheidung. Wie steht es dabei mit dem heutigen Verständnis des Depressionsbegriffes?

Der Depressionsbegriff ist heute zu einer inflationären Größe geworden. Er hat Eingang in die Alltagssprache gefunden, und „die Depression" gilt heute als die „gesellschaftsfähigste psychische Krankheit" überhaupt, gewissermaßen als Adelsprädikat. Unbeachtet bleibt dabei häufig, daß eine solche undifferenzierte Verwischung der Betriffe „depressiv" und „Depression" dazu führt, daß der Krankheitscharakter der Depression vom Ausmaß einer Psychose unterschätzt oder gar übersehen wird. Häufig wird unterstellt, daß der Unterschied zwischen „depressiv sein" und „an einer depressiven Psychose leiden" nur quantitativer Natur sei. Das aber ist sicherlich nicht richtig und wohl eher ein deutlicher Hinweis auf ein semantisches Mißverständnis.

Zur genaueren Kennzeichnung der Art der Depression gibt es eine Vielzahl erklärender Beiwörter, die sowohl auf herausragende Symptome, auf genetische Vorstellungen oder auf Verlaufseigentümlichkeiten Bezug nehmen. Im Wörterbuch der Psychiatrie und medizinischen Psychologie finden sich 33 unterschiedliche zusätzlich gekennzeichnete Depressionsarten, einschließlich verschiedener synonymer Begriffe.

Die Suche nach eindeutigen Merkmalen, die eine phänomenologische Trennung von psychotischer und nichtpsychotischer Depression gestatten, verläuft dürftig. Die als Leitsymptome beschriebenen Kennzeichen: vitale Traurigkeit – psychomotorische Hemmung und primärer Schuldwahn treten bei weitem nicht immer auf. Frühestens bei der zwar nicht unumstrittenen Diagnose einer larvierten Depression, die nach Meinung vieler Autoren heute schon dann gestellt wird, wenn nach oberflächlicher Untersuchung keine organische Entsprechung für ein internistisches Beschwerdebild gefunden wurde, versagen diese Leitsymptome. Erst kürzlich hat *Lazarus* in einer methodisch sorgfältigen Studie bei ambulant behandelten psychotisch Depressiven keinen mit einem typisch depressiven Wahn, dafür aber eine größere Anzahl mit Beziehungs-, Bedeutungs- und Beeinträchtigungserleben gefunden. Nach ihrer Auffassung entspricht die Mehrzahl der Patienten nicht dem Idealbild des sog. endogen Depressiven, wie es in den Lehrbüchern gezeichnet wird.

Der „typisch depressive" Patient ist eine Leitidee (*Dörner* und *Plog*), die unsere Aufmerksamkeit schärfen soll, um wenigstens dann hellhörig zu sein, wenn eines dieser Symptome auftritt. Gleichzeitig verweisen derartige Idealbilder auf die Relativität unserer heutigen Anschauungen, die eben doch nur Übereinkünfte darstellen, in die die Wirklichkeit mehr oder weniger hineinpaßt. Auch rhythmologische Veränderungen wie Schlafstörungen oder Tagesschwankungen scheinen keine ausreichenden Kriterien zur Abgrenzung psychotischer und nichtpsychotischer Depressionen zu sein. Im Sinne der interaktionalen Psychopathologie hat *Glatzel* die Erfahrung angeführt, daß der psychotisch Depressive im Gespräch nicht erreichbar sei, weil der Melancholische und sein Partner aneinander vorbeireden. Um Trauer und Depressivität auf der einen Seite und psychotische Depression auf der anderen Seite auch sprachlich abzugrenzen, nennt *Glatzel* die letztere wieder „Melancholie".

Das semantische Dilemma ließe sich auflösen, wenn wir uns bewußt blieben, daß der Begriff Depression auf unterschiedlichen Abstraktionsebenen einen unterschiedlichen Bedeutungsgehalt besitzt:

- auf der symptomatologischen Ebene entspricht er der depressiven Verstimmung;
- auf der Syndrom-Ebene wird ein regelhaftes Zusammenvorkommen bestimmter psychologischer, motorischer und körperlicher Symptome gemeint;
- auf der nosologischen Ebene werden unter Depressionen unterscheidbare Krankheitsbilder mit der Annahme bestimmter Ursachen und Verläufe verstanden.

Der Begriff psychotische Depression wird häufig mit endogener Depression gleichgesetzt, obwohl das strenggenommen falsch ist, denn das eine meint eine besondere Abwandlung des Erlebens mit qualitativ neuen, eben psychotischen Syndromen, während das andere eine hypothetische Weise der Verursachung bezeichnet. Nachdem *Möbius* 1892 das Endogene dem Exogenen gegenübergestellt hatte, entwickelte sich die typische Triade der klassischen deutschen Psychiatrie im Hinblick auf die Vorstellungen zur Verursachung psychischer Krankheiten: exogen, endogen, psychogen. Damit verbunden war die Zuordnung depressiver Zustände, die z. T. als Morbus, z. T. als typologische Einheiten verstanden wurden: Depressionszustände bei somatischen Erkrankungen, die klassische manisch-depressive Krankheit in ihrer bipolaren oder monopolaren Verlaufsformen und die depressiven Reaktionen, Entwicklungen und Neurosen. Es hat nicht an Versuchen gefehlt, vom klassischen Konzept der Endogenität abzurücken und dem klinischen Alltag mit der Auflösung dieses *Cartesian*ischen Mißverständnisses besser zu entsprechen.

Erinnert sei daran, daß *Weitbrecht* den Begriff der „endoreaktiven Dysthymie" eingeführt und damit sowohl reaktive als auch endogene Faktoren in der Verursachung zugelassen hat. Erinnert sei daran, daß trotz dieses relativ starren Depressionskonzeptes recht bald die Möglichkeit der reaktiven Auslösung endogener Depressionen eingeräumt wurde.

Haase urteilt, daß der Begriff des „Endogenen" zu einer Entpersönlichung in der Psychiatrie geführt habe; die suggestive Kraft dieses Begriffes habe verhindert, sich evtl. um die Auslösung „endogener" Psychosen zu bemühen. Folgerichtig sprach er von „endomorphen Depressionen". Neben dem immer wieder postulierten Wandel in der Phänomenologie depressiver Erkrankungen, der als pharmakogen oder kulturgebunden verstanden wird, ist heute vor allem ein erfreulicher Wandel in der Einstellung zu den depressiven Erkrankungen zu bemerken. Die Auffassungen vom „schicksalhaften Getroffensein", von der „sinnblinden Auslösung", vom „passiven Erleiden" der Depression sind einem vertieften Verständnis der Psychodynamik im

Zusammenhang mit der besonderen psychischen Situation des Betroffenen, der Entstehung, der Auslösung, des Verlaufs, der Verarbeitung von depressiven Zuständen gewichen.

Mehr und mehr rückt in das Zentrum der Betrachtung der ganze Mensch, der nicht nur aus Soma, Psyche und hypothetischem Endogenen besteht. Sowohl von der biologischen Forschung als auch vom psychologischen Zugang ist eine Reihe von Einzelerkenntnissen und Theorien vorgelegt worden, die unser Wissen bereichert und unser Verständnis vertieft haben. Beim heutigen Stand der Depressionsforschung liegen „keine durchgehend gesicherten und für alle depressiven Zustände im gleichen Maße gültigen Konzepte über Ursachen, Entstehungsweisen und Aufrechterhaltung depressiver Erkrankungen" vor. Es handelt sich durchweg um Modellvorstellungen von Partialcharakter, bei denen die Gefahr der Überinterpretation besteht, wenn ein Teil als die ganze Wahrheit angesehen wird.

Beim heutigen Wissensstand sind monokausale Betrachtungsweisen überholt. Für die psychiatrische Diagnostik bleibt die klinische Psychopathologie nach wie vor Bezugssystem, sie konnte bislang weder durch biochemische Diagnosen noch durch psychologische Modelle ersetzt werden.

Wir sollten, wenn wir über Depressionen sprechen, stets ein kritisches, waches Bewußtsein dafür haben, daß die Begriffsbildung auch in der Psychiatrie vom Stand der jeweiligen Erkenntnisse abhängt und damit kein stabiles, sondern ein offenes System darstellt, das anpassungsfähig und wandelbar sein muß, wenn es den neueren Erkenntnissen Rechnung tragen soll. Für die heutigen Belange wäre es angemessen und fruchtbar, im Rahmen einer mehrdimensionalen Diagnostik, die genetische, konstitutionelle, psychische, situative, reaktive und somatische Kriterien einschließt, auf dem Weg der syndromatischen Zuordnung zu wenigen kleinen Gruppen wirklicher Krankheiten zu kommen, also den psychotischen Formen (etwa der manisch-depressiven Erkrankung), und bei der großen Zahl der auch als „depressiv" bezeichneten Kranken von „depressiven Zuständen" oder „depressivem Verhalten" zu sprechen. Vor uns steht die Aufgabe, Begriff und Wort eindeutig zuzuordnen und mit sprachlicher Eindeutigkeit das zu sagen, was wir meinen.

Depressives Syndrom – Psychotische Depression

E. Lange

Im Gegensatz zur gegenwärtigen engeren Fassung des Depressionsbegriffes, wie er von uns unter Bezugnahme auf das *Berner*sche endomorph-depressive Achsensyndrom definiert wird, hat der Begriff Depression in seiner anfänglichen Verwendung in der Psychiatrie eine viel unspezifischere, hauptsächlich formale Bedeutung gehabt, etwa im Sinne einer Minderung und Beeinträchtigung psychischer Funktionen überhaupt. *Kielholz* und *Hole* haben überzeugend die Entwicklung dargelegt vom asthenischen Depressionsbegriff *Heinroths*, von diesem noch der „Melancholie" gegenübergestellt, über *Griesingers* „psychische Depressionszustände", die er den Exaltationszuständen und den Schwächezuständen gegenüberstellte, bis hin zum frühen *Kraepelin* (1883), der die „Depressionszustände" mit Beherrschung des Stimmungshintergrundes durch das Unlustgefühl des psychischen Schmerzes definiert, was bei ihm aber noch keine nosologische Konsequenz bringt, denn die sog. Gemütskrankheiten unterteilt er in Melancholia simplex, Melancholie mit Wahnideen, Melancholia activa, Melancholia periodica, und hinzu kommt noch das damals abgegrenzte sog. circuläre Irresein unter den periodischen Psychosen. Später spricht *Kraepelin* einfach vom depressiven Affekt als gemeinsamem Grundzug der als Melancholie bezeichneten Erkrankung oder auch von der depressiven Verstimmung beim „depressiven Wahnsinn" (1889). Über verschiedene weitere Einteilungsversuche hinweg kommt er zur großen Krankheitseinheit des manisch-depressiven Irreseins, womit der Begriff „Depression" schließlich umfassend für melancholische oder depressive Zustände mit trauriger oder ängstlicher Verstimmung sowie Erschwerung des Denkens und des Handelns steht (1913). Seither spielt diese Bezeichnung Depression relativ einheitlich die Rolle eines symptomatologisch orientierten Oberbegriffes. Der alte Ausdruck Melancholie nimmt in diesem Rahmen in der Regel den Platz einer nosologischen Untergruppe ein, die mit einer Sonderform der endogenen Depression identifiziert wird.

Viele Definitionen zum Depressionsbegriff wurden versucht, keine konnte hinreichend befriedigen. *Levitt* und *Lubin* wiesen 1975 darauf hin, daß von allen Begriffen des *Kraepelin*schen Systems Depression ursprünglich der am klarsten konzipierte zu sein schien, sich jedoch wie kein anderer als unempfänglich für Definitionsversuche erwiesen habe.

Sowohl die klassische Orientierung auf die vitale Traurigkeit, als auch sog. moderne Depressionsauffassungen mit – erlernter – Hilflosigkeit und Hoffnungslosigkeit, auch die unkritische Übernahme von in psychologischen Testverfahren festgestellter „Depressivität" mußten zur Aufgabe eines in sich abgegrenzten Depressionsbegriffes führen. Die Grenzlinie zwischen Depression als kennzeichnendes Syndrom einer psychotischen Erkrankung – am sichersten erkennbar in der depressiven Phase einer bipolaren Zyklothymie – und allgemein-menschlicher Befindens- und Verhaltensreaktion wurde verwischt und stark bis unkontrolierbar dem subjektiven diagnostischen Ermessen überlassen. Wie *Helmchen* zutreffend herausgearbeitet hat, wird die Bezeichnung „Depression" bzw. ihr Adjektiv „depressiv" auf symptomatologischer, syndromatologischer und auf nosologischer Ebene verwendet, was zur Verwirrung führen muß. Auf symptomatologischer Ebene steht der Begriff als ein Synonym für niedergeschlagene Verstimmtheit, auf syndromaler zur Kennzeichnung einer regelhaften Kombination verschiedener emotionaler, kognitiver, motorischer und anderer körperlicher Symptome, schließlich bleibt das eigentlich und unmittelbar die Psychiatrie Betreffende, die psychotische Depression bzw. die Affektpsychose.

Traurig und ängstlich sein können, verzagt und bedrückt, das gehört zum normalen Seelenleben. Erreichen solche, meist erlebnisreaktive Mißbefindlichkeiten starke Ausprägung, mit erheblicher Quantität eine bestimmte Qualität, dann bestehen – ärztlich, auch psychiatrisch behandlungsbedürftige – abnorme Reaktionen. Wir sollten sie nicht depressive Reaktionen bzw. depressive Verstimmungen nennen, sondern näher beschreiben als ängstliche oder traurige Verstimmungen u. a., denn darin dürfte Übereinstimmung bestehen, daß diese Befindensstörungen mit psychotischer Depression nichts zu tun haben.

Für die Feststellung der psychotischen Depression stellt sich uns zunächst die Aufgabe, das kennzeichnende depressive Syndrom zu erkennen und zu beschreiben. Hierbei wird die Bestimmung dessen, was depressives Syndrom ist, bedeutsam. In Anlehnung an *Berner* empfehlen wir die Ausrichtung auf das endomorph-depressive Achsensyndrom mit

- Reduzierung bis Verlust des Antriebes bzw. leere, von Angst getriebene Antriebsbewegung
- Reduzierung bis Verlust der emotionalen Erlebensfähigkeit bis hin zur erlebten Freudlosigkeit (*Weitbrecht*) oder dem Nicht-fröhlich- und ebenso Nicht-traurig-sein-Können (*Schulte*)
- Negative Befindlichkeit mit erhöhter vegetativer Affizierbarkeit und hypochondrischer Verarbeitung
- Verschiebung zum negativen Pol der Lust-Unlust-Ebene
- Reduzierung bis Verlust des natürlichen Appetenzverhaltens
- Reduzierung bis Verlust natürlicher biologischer Rhythmen
- Ausbildung pathologischer Rhythmen.

Damit kennzeichnet sich die Basissyndromatik der sog. endogenen Depression. Diese Feststellung entfernt sich nicht vom Bekenntnis zur multifaktoriellen Krankheitsentstehung, denn es ist in die Überlegungen einzubeziehen, daß übergreifende ätiopathogenetisch wirksame Kräfte vorliegen können, von denen die letztlich biologisch bereitgestellte syndromatische Endstrecke auch bei nicht-endogener bzw. nicht vorwiegend endogener Verursachung benutzt wird.

Die auch im Forschungsprogramm der Dresdener Akademie-Klinik erbrachten Ergebnisse psychopathologischer Erfassung und Wertung stellen darüber hinaus folgende Besonderheiten heraus, die unseres Ermessens zu beachten sind:

1. Es hat sich herausgestellt, daß sich das Bild der Melancholie durch die letzten drei Generationen deutlich gewandelt hat. Lag die wehmütig-gehemmte Depression früher im Mittelpunkt der Zyklothymie, so müssen wir heute feststellen, daß nicht in sich gekehrte Wehmut mit Weltschmerz das depressive Erleben beherrscht, sondern aus sich heraus reflektierte Unsicherheit mit Bedrohung bei lähmendem Unvermögen mit ängstlich-paranoider Symptomatik.
2. In Formen ausgeprägter depressiver Syndrombildungen erkennen wir nicht die vitale Traurigkeit, sondern die Unfähigkeit emotionalen Erlebens, das Nicht-traurig-sein-Können, die lähmende Reduktion emotionaler Erlebnisfähigkeit.
3. Die transkulturelle Psychiatrie lernt veränderte Symptomatik gleicher krankhafter Grundvorgänge kennen und stellt fest, daß es ganz offenbar kulturabhängige Symptombildungen gibt. Im „christlichen Abendland" liegt tatsächlich ein ungewöhnliches, pathologisch sich verzerrendes Schulderleben im psychotisch Depressiven. Es gibt aber außerchristliche Religionen, die den Begriff der Schuld nicht kennen und in deren Entfaltungsbereich auch schwerste Depressionen keine Schuldgefühle entwickeln.
4. Den Typus melancholicus (präpsychotische Persönlichkeit nach *Tellenbach*) mit dem Zurückbleiben hinter der eigenen Forderung an sich (Remanenz), dem dadurch in sich selbst Eingeschlossensein (Inkludenz) und dem damit Verschuldetwerden an die Forderungen der eigenen wie der gesellschaftlichen Verpflichtung, von daher das Abrutschen des endogenen Untergrundes in die Depression findet sich auffallend in Kulturbereichen bzw. Bevölkerungsgruppen, in denen die früher als kleinbürgerlich abgewerteten, aber jetzt wieder recht positiv beurteilten Werte von Zucht, Fleiß, Gründlichkeit, Treue und Zuverlässigkeit bis hin zur zwanghaften Gebundenheit dominierende Wertmaßstäbe hinsichtlich Lebenshaltung und Pflichterfüllung sind.
5. Es ist das ängstlich-dysphorische Syndrom abzugrenzen, sowohl im Verlaufe von chronischem Alkoholmißbrauch bzw. bei Alkoholkrankheit (*Hinterhuber*) als auch beim SAD-Syndrom [saisonal (affective) disorder], (*Wirtz-Justice*).
6. Es gibt eindeutig zyklothyme Mischbilder bzw. Mischzustände, wie sie von *Berner* beschrieben worden sind, nicht identisch mit sog. Mischpsychosen, sondern zyklothym-psychotische Syndrome, bei denen enthemmende Anteile des Manischen und hemmende Anteile des Depressiven ineinander verwoben sind. Neben den bekannten Polarisierungen im manisch-depressiven Krankheitsprozeß gibt es auch Depolarisierung im Zyklothymen.
7. Wiewohl bereits *Kraepelin* vom „melancholischen Wahnsinn", vom „depressiven *Irresein*" sprach, hat sich noch in der ersten Hälfte dieses Jahrhunderts in der klassischen deutschen

Schulpsychiatrie die Auffassung durchgesetzt, daß Wahn und Depression nicht miteinander vereinbar seien, daß fixierter Wahn für Schizophrenie verdächtig sei und daß Paranoides die Depression atypisch mache. Bereits 1955 aber hat *Kranz* mit seiner hervorragenden Bearbeitung des Wahnsinns im Wandel der Zeit keinen Zweifel daran gelassen, daß es Wahn bei manisch-depressiver Erkrankung gibt. Es fiel auf, daß der Wahninhalt Schizophrener zeitlich stärker korreliert ist als der von Melancholikern, d. h. der depressive Wahninhalt war relativ gleichförmig, allerdings gesehen in einer kulturhistorischen Einheit. Durch *Kurt Schneider* wurden die drei in der endogenen Depression zum Tragen kommenden Hauptthemen Schuld, Hypochondrie und Verarmung als Urängste des Menschen gefaßt, als Angst um das Heil der Seele, um die Unversehrtheit des Leibes und um die Notdurft des täglichen Lebens. Aus diesen drei Bereichen entwickeln sich Schuldwahn, hypochondrischer Wahn und Verarmungswahn.

Wir schließen uns den Überlegungen von *Janzarik* und *Berner* an, die aufzeigen, daß bei der Depression der Grad der Verstimmung parallel geht mit einer Einengung der aktualisierbaren seelischen Strukturen auf immer ich-nähere Bestände. Daraus wird verständlich, warum in leichteren Fällen von Depression lebensgeschichtlich naheliegende Themen in den Vordergrund des Interesses treten, während sich bei Verstärkung der depressiven Verstimmung das gesamte Denken auf Versündigungs-, Verarmungs-, Gefährdungs- und Leibesinhalte reduziert. Zur Erklärung vereinigt *Berner* ätiographische und organische Betrachtungsweisen: Lebensgeschichtlich bedingtes katathymes Material wird durch psychodynamische Veränderungen ins Bewußtsein gerufen und durch cerebrale Funktionsstörungen im Sinne der *Janzarik*schen Definitionen zu dem gemacht, was Wahn ist. Zum Wahn in der Depression verwendet *Berner* damit das *Janzarik*sche Modell: Die Grundlagen der Wahnbereitschaft, die Disposition gegenüber bestimmten Themen ergibt sich aus den individuell-lebensgeschichtlichen Besonderheiten im Wertgefüge und aus dem Aktualisierungsdruck der Werte. Die aktuelle Wahngenese, die Ursache dafür, daß es aus der Wahnbereitschaft heraus zum Wahn kommt, liegt bei der Depression in jener cerebralen Funktionsstörung, die nach *Janzarik* dynamische Restriktion genannt wird, von der die aktualisierbaren seelischen Gebilde auf immer ich-nähere Bestände eingeengt werden. So wie auch von *Janzarik* erläutert, vollzieht sich dabei mit zunehmender Schwere der depressiven Verstimmung ein Übergang von lebensgeschichtlich naheliegenden Themen (katathymer Wahn, Beeinträchtigung, Bedrohung, Verfolgung) zur alleinigen Angst um das eigene Ich mit holothymer Wahnbildung, mit paranoider Entfaltung und Fixierung dessen, was die Heidelberger Schule als die Urängste des Menschen erklärte, die Angst um das Heil der Seele (Schuldwahn), um die Unversehrtheit des Leibes (hypochondrischer Wahn – nihilistischer Wahn) und um die Notdurft des täglichen Lebens (Verarmungswahn).

Dabei bleibt bemerkenswert und weiterhin nachdenkenswert, daß die Wahninhalte in der Depression, auch schwerste Bedrohungs- und Vernichtungsinhalte, nach Abklingen der Krankheitsphase für den Krankgewesenen offenbar keine relevante nachwirkende Bedeutung in sich tragen.

Bestimmung und Kritik der Diagnose „larvierte Depression“

J. Szilárd

Die Begriffe „larvierte Depression“, „atypische Depression“ sind in der Fachliteratur vielfaltig benutzt. Einerseits wendet man diese Begriffe für die nicht typisch ablaufenden, mit bestimmten Symptomen zur Erscheinung kommenden Formen der sog. endogenen Depression an, andererseits versteht man darunter ein viel breiteres Gebiet der Verstimmungszustände. Die folgenden Argumente sollen dafür wirken, daß der Begriff „larvierte“ vielmehr für den letzt erwähnten zutreffend ist.

In der jüngsten Geschichte der Psychiatrie kann man einen merkwürdigen Zwiespalt beobachten. Einerseits sind Fortschritte zur wissenschaftlichen Klärung und klaren Einordnung, sehr starker Anlaß, alles in *nosologischen* Kategorien einzuordnen, zu beobachten (vielleicht nicht zuletzt, weil dadurch auch für sich selbst, wie auch für und vor anderen Fachgebieten versuchen und beweisen will, daß die Psychiatrie ebenso ein exaktes, d. h. mit quantitativen und qualitativen genau erforschbaren Parametern und Daten tätiges Gebiet der Medizin darstellt wie alle anderen medizinischen Fächer). Andererseits aber kommen immer und immer neuere Fallberichte, Studien und Erfahrungen, daß alle Korbe der Krankheitsaufteilungsmöglichkeiten (so z. B. die WHO Nomenklatur, wie die D. S. M. III. System) nicht genügend beruhigende Einordnungsmöglichkeiten bieten. Mit anderen Worten: Das alltägliche Leben und die alltägliche Praxis bringen neuere und neuere Beweise dafür, daß unser Fachgebiet in die gewohnten Schemata der Medizin *einzuklemmen* nicht geeignet ist.

In den modernen – technisierten-leistungsorientierten – konflikt- und informationsreichen Gesellschaften wirken die menschlich-gesellschaftlichen Einflüsse so stark ein, daß die klaren Definitionen immer und immer in Frage gestellt und erschwert werden.

So muß und soll man heute nicht im allgemeinen die Kategorien, wie z. B. „Schwachsinn, Minderbegabte, Teilleistungsstörung, Alkoholiker, Narkomanie oder sogar Schizophrenie, suizidales Verhalten und psychiatrische Rehabilitation“ benützen. Sie sind theoretisch klar zu umschreiben und zu definieren – aber in der alltäglichen Wahrheit wird ihr Inhalt bzw. z. B. die Vorhersage im einzelnen Falle weitgehend von der gegebenen konkreten Umwelt – (d. h. in diesem Falle) von den menschlichen – Faktoren formiert und modifiziert.

Von einem anderen Annäherungsaspekt können wir feststellen, daß das *Zeichen „maskiertes“, „larviertes“ in der Medizin, sogar in der Persönlichkeit im menschlichen Leben für* außerordentlich *viele Erscheinungen zutreffend ist.*

In der Medizin: Es wäre viel leichter die Frühdiagnose von vielen Krankheiten, wenn sie ihr wahres Gesicht immer zeigen möchten. Die Früherfassung von Tumoren, Herzleiden, von Tuberkulose ist genau durch diese „Fassade“, durch dieses maskierte Auftreten erschwert, manchmal fast nicht möglich. Ebenso können wir auf das pseudoneurasthenische Bild bei beginnender Arteriosclerose hinweisen.

Im menschlichen Leben ist diese Erscheinung jahrtausendelang bekannt und z. B. in vielen Romanen eingehend geschildert. Schon vor 2000 Jahren sagte Cicero, daß das Wort „Persönlichkeit“ wenigstens vier Bedeutungen hat:

Die Rolle des Schauspielers
Die Personalien
Das Bild, wie die Person über sich denkt,
und
wie die Umwelt – seines Erachtens nach – über ihn denkt.

Schon der durchschnittliche Staatsbürger hat aber über sich selbst eine weitgehend vielseitige Vorstellung (z. B. als Vater, als Verwandter, als Freund, als Chef, als Mitarbeiter usw.), und das Bild über ihn von außen ist noch viel viel farbiger und oft mehr widersprechend. Das heutige Leben mit seinen oft wechselnden, vielfältigen und oft widersprechenden Rollen- und Werterwartungen erleichtert auch nicht, die Rollenaufgaben leicht zu erfüllen, gibt aber guten Boden zu maskierten Verhaltensformen. Die Spannung kommt oft genau dort ans Licht, wo die Person von der Umwelt die von ihm gewünschte Qualifikation und Wertung nicht bekommt.

Die larvierte Form der Depression ist also nicht eine Seltenheit als Merkmal der menschlichen-psychologischen Lebensfunktionen sogar der pathologischen Seele und noch weniger eine Seltenheit im Sinne der Häufigkeit und in der Vielfältigkeit ihrer Erscheinung.

Selbstzerstörende Verhalten sind heute – im starken Widerspruch zu den fortschrittlichen neuen Kenntnissen – sehr verbreitete Verhaltensformen, man kann sagen: Lebensstil geworden. Wir sind sehr weit gekommen von der Zeit der Meinung, wonach „jeder Suizide ist geisteskrank". Heute ist sich „chronisch suizidal" zu verhalten fast schick geworden. Nicht nur viele Fälle und Formen des Alkoholismus und andere Narkomanien sind in diese Reihe einzuordnen. Dazu gehören viele Formen der Bulimie, der Anorexie, aber auch die Selbstvernachlässigung (vielleicht besonders für Ärzte typisch), irreale Zielsetzungen im privaten, im sexuellen, im finanziellen Leben, im übertriebenen Positionsantrieben usw. Kennen alle diese Lebensformen wählende Mitmenschen nicht die dadurch hervorgerufene Gefahr? Kann man das heute, im Zeitalter des Informationsdumpings glauben? Ganz bestimmt nicht.

Es ist deswegen auch kein Zufall, daß in mehreren Ländern, wie in der UdSSR und Ungarn, oder sogar von seiten der WHO, für die Lösung der damit zusammenhängenden Probleme auch auf Regierungsebene Aufgaben gestellt wurden. (Man kann hinzufügen, daß es höchste Zeit ist.) Zum Beispiel in unserem Land ist die Menge der von der Bevölkerung verbrauchten Sedative-Tranquillaiser-Schlafmittel in den letzten 25 Jahren auf das mehrfache gewachsen. Ungarn hat 10,6 Millionen Einwohner. Im Jahre 1960 wurden 80 Millionen Tabletten Beruhigungsmittel und 30 Millionen Tabletten Schlafmittel verbraucht, 1970 war der Beruhigungsmittelverbrauch 155, 1984 215 Millionen Tabletten. Das ist aber eine Welterscheinung. In den USA wird die Zahl der Cocainabhängigen mit 4 Millionen angegeben, nach kanadischen Autoren probieren 10–15% der Jugendlichen die Schnüffelmittel aus.

Was beweisen diese Zahlen?

Angstlosigkeit? Ausgeglichene Laune?

Im engeren medizinischen und psychologischen Sinne sind einige Angaben ausreichend, die Häufigkeit der maskierten Depression zu bestätigen:

a) *Die Psychosomatik.* Es ist kaum zu überschätzen, ein wie großer Prozentsatz der von den Internisten, Frauenärzten, Kreisärzten behandelten, sich bei ihnen meldenden Patienten im Grunde genommen an einer larvierten Depression leidet, die nicht rechtzeitig erkannt wird. Wenn man einmal verpflichtet wird, diese Fälle ebenso streng nachzuprüfen, wie es heute mit der Säuglingssterblichkeit geschieht, wird es vielleicht klar werden, wie viele Leute heute wegen Spondylose, rheumatischen Krankheiten, Asthma, Koronaria-Krankheiten, Hyperazidose, Darmkrankheiten u. a. behandelt werden. Daß diese Patienten in erster Linie eine antidepressive Therapie brauchten, fällt nicht selten erst dann auf, wenn der Patient trotz aller scheinbar fachlicher Versorgung einen Selbstmord begeht.

b) Die Entwicklung der *Kinder und Jugendpsychiatrie* hat in den letzten Jahrzehnten außerordentlich viel beigetragen, dieses Bild klarer zu sehen und zu verstehen. Heute ist schon wissenschaftlich bewiesen, daß auf ungünstige und unerwartete Situationen auch der Säugling depressivartig reagieren kann: er wird schlechter schlafen, wird unruhig, nimmt ab, wird lästig. Beim größeren Kind kommt es zur Leistungsverschlechterung im Spiel, in der Schule, zu Kontaktstörungen, zum Sicheinschließen oder sogar zur Aggression. Schlechte Laune, Angst wird nicht geäußert, meistens nur in der psychologischen Untersuchung. In diesem Zusammenhang ist zu erwähnen, daß z. B. der Begriff „Depressio sine depressione" schon seit vielen Jahrzehnten bekannt ist. Auch schon zwei Jahrzehnte sind vergangen, seit *Lempp* die allgemeingültige Meinung formulierte, daß die psychologischen Untersuchungen besonders dort nützlich und notwendig sind, wo erheblicher Unterschied zwischen der geäußerten, sehbaren und der wirklichen, inneren Laune besteht, also wo man diesen Unterschied vermutet.

c) Oder z. B. *der Selbstmord.* Nur eine einzige Angabe möchte ich von unserem Untersuchungsmaterial erwähnen. Im mehrjährigen Patientengut fanden wir regelmäßig, daß mehr als 70% der Frauen, die wegen eines Suizidversuches oder danach zu uns kamen, als Motiv und Ursache das ungünstige Familienleben angaben. Was das in den einzelnen Fällen bedeutet, wird auch regelmäßig wiederholt: Alkoholismus, Brutalität, Unberechenbarkeit des Ehemannes seit langen Jahren usw. Aber die überwiegende Zahl dieser Frauen wurde vor dem Suizidversuch im psychiatrischen Sinne nicht behandelt, führte ihre alltägliche Arbeit aus, war für die laienhafte Umgebung nicht auffällig, höchstens (aber nicht selten) wurden ihre sog. „alltäglichen menschlichen Schwierigkeiten anerkannt und bedauert".

d) Oder z. B. der *alltägliche Alkoholrausch.* Vor einigen Jahren führten wir eine Untersuchungsserie bei 2000 unausgewählten Patienten, die wegen gewöhnlicher Besoffenheit in die Detoxikationsabteilung eingeliefert waren, durch. Bei nicht weniger als 50% fanden wir eine gewisse Störung der Laune und im breiteren Sinne eine Suizidgefährdung: Ein Teil der Patienten sagte, daß er trank, um seine Spannung zu lösen, andere gaben an, besoffen zu sein ist der einzige Zustand, in dem sie ihre drohenden Probleme ein bißchen vergessen; wieder andere äußerten eine noch eindeutigere Meinung: Besoffen zu sein ist das einzige, was meiner Laune hilft, was sie ein bißchen hebt.

e) Oder: warum wollen *sich* so viele Frauen im Präklimakteriumsalter (wegen und) mit den verschiedensten Argumenten und wegen der verschiedensten Beschwerden invalidisieren, und als *arbeitsunfähig einstufen* lassen.

f) Oder: wie anders als dauerhafte, aber ziemlich gut maskierte Stimmungsverschlechterung kann man den bio-psycho-sozialen Zusammenbruch verstehen, der mit vielen Menschen, nicht selten auch mit Hochschullehrern, scheinbar unerwartet *plötzlich um die Emeritierung und nach der Emeritierung* geschieht.

Was für *Folgerungen* sind zu ziehen?

1. Wenn es richtig ist – und es ist richtig – daß die „Krankenrolle“ schon selbst, d. h. ohne die konkreten Auswirkungen der gegebenen Krankheit, den psychischen Zustand, die Wertorientierung und Werthierarchie wie auch die emotionellen Grundeigenschaften beeinflußt und verändert, dann ist es auch richtig zu *formulieren*, daß diese Veränderung hauptsächlich in Richtung der depressiven Verstimmung geschieht. Die psychosozialen Faktoren in Betracht ziehend, ist das logisch und verstehbar.
2. Wir müssen zur Kenntnis nehmen und uns fast daran gewöhnen, daß es trotz aller wissenschaftlicher Fortschritte die „menschlichen“ Geschehnisse unmöglich machen, die Problematik vieler Seelenstörungen in exakten, rigiden Kategorien einzuordnen.
3. Das Zuletztgesagte trifft vielleicht am meisten auf die Störungen des emotionellen Lebens und der Stimmung zu.
4. Wie in den modernen Gesellschaften überhaupt fast alle menschlichen Verhaltensweisen in einer „*sozialen Kleidung*“ zur Erscheinung kommen, so ist es auch mit den Stimmungsstörungen.
5. Daran zu denken ist eine alltägliche Aufgabe für alle Ärzte, für alle pädagogisch wirkenden Berufe, alle Familienangehörigen.

Es soll kein Mißverständnis sein, ich bin für die möglichst im allgemeinen gültigen, klaren und exakten Kategorien, wo und wie weit sie möglich sind. Ebenso bin ich für eine möglichst eindeutige Absonderung der medizinischen, auch der psychiatrischen Aufgaben von den Aufgaben anderer Gesellschaftsschichten. Aber wir müssen die Realität verstehen: larvierte Stimmungsstörungen sind weitgehend verbreitete Erscheinungen, sind vielleicht als „zivilisiert“ charakterisierbare Teile der maskierten Benehmensformen, die in vielen Gebieten des modernen Lebens verbreitet sind, und sind ebenso Teile der modernen Volkskrankheit des 20. Jahrhunderts, der – die komplizierte, aber fast immer anwesende Wechselwirkungen unter endo- und exogenen Faktoren zeigende – Depression.

Die Rolle der psychopathischen Basis bei der Entstehung und für die Behandlung der reaktiven (psychogenen) Depressionen

T. B. Dmitrijewa

Im Allunions-Wissenschaftlichen Serbski-Institut für allgemeine und gerichtliche Psychiatrie hat man in den letzten Jahren umfangreiche klinisch-biologische Materialien hinsichtlich der Erforschung der reaktiven psychopathologischen Zustände gesammelt. Es wurden von uns auch die Besonderheiten in der Funktion des Katecholaminsystems bei verschiedenen syndromalen Formen und Verlaufstypen der reaktiven Depressionen bei Berücksichtigung der Art der prämorbiden Basis und des Altersfaktors untersucht und dabei sog. biochemische Risikofaktoren der Entstehung der psychogenen Verstimmungen gefunden. Gegenwärtig versuchen wir, ohne unsere vorangehenden Untersuchungen zu unterbrechen, den biologischen (biochemischen) Faktor der psychopathischen Basis für die Entstehung der reaktiven Depressionen näher zu erforschen, und betrachten das als notwendiges Herangehen für die Erarbeitung einer adäquaten Therapie der reaktiven Verstimmungen.

Es wurden 108 Männer im Alter von 18 bis 35 Jahren untersucht, getrennt nach 3 Gruppen: Kranke mit reaktiven Depressionen auf psychopathischer Basis (45), Personen mit der „Kernpsychopathie" nach *Kerbikow* im Kompensationszustand (45) und 18 psychisch gesunde Kontrollpersonen.

Der Katecholaminstoffwechsel wurde unter Berücksichtigung der Blut- und Harnmeßwerte und mit Hilfe der fluorimetrischen Methoden nach *Kogan* (1980) und *Matlina* (1965) modifiziert untersucht. Für die Erforschung der Reservemöglichkeiten des Katecholaminsystems wurde der pharmakologische Test mit L-DOPA angewandt.

In der ersten Etappe der Arbeit wurde eine klinisch-biochemische Untersuchung der Personen mit psychopathischen Charakterbesonderheiten ohne psychogene Verstimmungen vorgenommen. Im Ergebnis wurden bei beiden Psychopathien, sowohl den erregbaren als auch den gehemmten, eine Reihe von gemeinsamen Besonderheiten des Katecholaminmetabolismus im Vergleich zur Norm aufgedeckt, auch prinzipielle Unterschiede zwischen den Psychopathietypen.

Die gemeinsamen Merkmale für die Psychopathien der beiden Gruppen waren:

1. ein erhöhter Dopamin (DA)-Gehalt im Blut bei einer bedeutenden Steigerung des Stoffwechsels im ganzen, was von einem äußerst gespannten Zustand des DA-Metabolismussystems und von der Möglichkeit der unter dem Einfluß der äußeren Faktoren leicht entstehenden „Nervenzusammenbrüche" (Streß, Schockzustände) zeugte, die von der psychomotorischen Erregung begleitet wurden,
2. eine niedrige Aktivität der β-Hydroxylierungsvorgänge, die die Synthesen von Noradrenalin (NA) aus Dopamin (DA) realisieren, was zur Entstehung der depressiven Störungen beitragen soll,
3. die Steigerung des Adrenalin (A)-Metabolismus mit dem Vorherrschen seiner Synthese. Es kann angenommen werden, daß die aufgezeigten Tatsachen eine bestimmte Beziehung zu den psychopathischen Reaktionen haben, die den Psychopathien eigen sind und die als Regel durch psychomotorische Erregung und vegetative Störungen sowie durch autochthone Schwankungen der Stimmung begleitet werden.

Neben diesen übereinstimmenden Merkmalen beobachtete man eine Reihe von Unterschieden, die für die Einsicht in die Mechanismen des psychogenen Reagierens bei der erregbaren und bei der gehemmten Psychopathieform wichtig sind:

1. bei der erregbaren Psychopathie ist die Exkretion aller Katecholamine im Harn erhöht, bei der gehemmten ist sie gesenkt;
2. die Aktivität der Vorgänge der DA-Oxidationsdesaminierung bei der erregbaren Psychopathie ist etwas gesenkt, bei der gehemmten ist sie stark gesteigert, was auf die übermäßige Aktivität der Fermente der Monoaminoxydasen (MAO)-Gruppe bei der gehemmten Psychopathie sprechen kann;
3. das Verhältnis DA im Blut/DA im Harn ist bei den Erregbaren fast normal, bei den Gehemmten übersteigt es die Kontrolle auf das Zwölffache;
4. die Reaktion auf L-DOPA bei der erregbaren Psychopathie ist adäquat, bei der gehemmten ist sie paradox.

Da sich an der Formierung der Reaktionen auf den Stressor dieselben Systeme des Katecholaminmetabolismus beteiligen, ist anzunehmen, daß der polare Charakter des psychopathischen Reagierens bei der erregbaren und bei der gehemmten Psychopathie in bestimmtem Maße mit Veränderungen in verschiedenen Bindegliedern des Katecholaminsystems und mit verschiedenen Kompensationsmechanismen dieser Anomalien verbunden ist.

In der zweiten Etappe der Arbeit wurde die Untersuchung der Kranken mit den reaktiven Depressionen durchgeführt, die sich auf psychopathischer Grundlage entwickelt hatten. Unter 30 Kranken mit der reaktiven Depression auf psychopathischer Grundlage des erregbaren Typs konnte man bei 14 Patienten eine hysterische Depression, bei 6 eine depressive Variante des pseudodementen Syndroms, bei 10 eine paranoide Depression beobachten. Gemeinsame Merkmale für diese Kranken waren das Vorhandensein einer hyperergischen Depressionskomponente im klinischen Befund, die Bereitschaft zu Reaktionen des sthenischen Typs. Unter 15 Beobachtungen der reaktiven Depression bei den psychopathischen Personen des gehemmten Typs konnte man in 6 Fällen eine einfache Depression, in 9 Fällen eine träge-asthenische Depression sehen. Gemeinsam für diese Kranken waren das Vorhandensein der hyperergischen Komponente im klinischen Bild der Depression und die Bereitschaft zu asthenischen Reaktionen.

Bei den reaktiven Depressionen, die sich bei den psychopathischen Persönlichkeiten des erregbaren Typs entwickelt hatten, konnte man eine charakteristische Veränderung in der Funktion des Katecholaminsystems unabhängig vom Syndrom des reaktiven Zustandes beobachten. Bei den reaktiven Depressionen, die auf psychopathischer Grundlage des gehemmten Typs entstanden waren, konnte man bei beiden klinischen Varianten gleiche Katecholaminstoffwechselstörungen sehen, die sich von denjenigen der vorangehenden Gruppe unterschieden.

Es kann angenommen werden, daß diese oder jene biologischen (biochemischen) Mechanismen, indem sie sich durch den Typ der psychopathologischen Grundlage gestaltlich verändern, die Formierung einer konkreten Gruppe der Syndrome in einer psychogenen Situation bestimmen: bei der erregbaren Psychopathie die Formierung der reaktiven Depressionen mit einer hyperergischen, bei der gehemmten Psychopathie mit einer hypoergischen Komponente.

Die dritte Etappe der Arbeit war der Vergleich der Kennziffern, die den Katecholaminstoffwechsel bei den reaktiven Depressionen auf psychopathischer Grundlage charakterisieren, mit den entsprechenden Kennziffern bei den Psychopathien ohne psychogene Verstimmungen. Es stellte sich heraus, daß bei den reaktiven Depressionen viele Kennziffern, die den Katecholaminstoffwechsel charakterisieren, sich den entsprechenden Kennziffern bei den Gesunden mehr nähern als jene bei den Psychopathien ohne reaktive Zustände, und eine Reihe von Abweichungen, die von den Untersuchern gewöhnlich nur als Folgeerscheinungen einer beeinträchtigenden Streßeinwirkung betrachtet worden sind, haben kompensatorische Bedeutung.

So erweist sich bei der vergleichenden Analyse der reaktiven Depressionen auf psychopathischer Grundlage des erregbaren Typs und der entsprechenden kompensierten Psychopathie, daß trotz der Verstärkung des DA-Metabolismus im ganzen bei den reaktiven Zuständen ein niedrigerer DA-Gehalt im Blut bei einer erhöhten Menge der DA-Spaltungsprodukte (DOPAK) die Hyperaktivität des DA-ergischen Systems bei der Belastung von L-DOPA und ein beschleunigter DA-Transport aus dem Blut in den Harn festzustellen ist. Folglich sehen wir einerseits die Anspannung des DA-Metabolismus als Ergebnis einer Stressoreinwirkung, die größer als bei den Psychopathien ohne den reaktiv-depressiven Zustand ist, aber andererseits auch deutliche Merkmale der Beteiligung der kompensatorischen Mechanismen, um ein übermäßiges DA-Ansteigen zu verhüten. Es ist möglich, daß dieser Mechanismus die psychomotorische Aktivität vermindert, indem er verteidigende Funktionen übernimmt; es ist auch nicht ausgeschlossen, daß derselbe Mechanismus bei der Erhaltung dieser Tendenz im Verlauf einer Erkrankung und bei der weiteren Verminderung des DA-Gehaltes im Blut zur Bildung der psychomotorischen Gehemmtheit und zur Erschlaffung führen kann. Mit anderen Worten: in einer bestimmten Etappe wird die Formierung der Psychopathologie durch die Reaktionen bedingt, die in ihrer Gerichtetheit kompensatorischen Charakters sind.

Die NA-Kennziffern, die bei den reaktiven Depressionen auf psychopathischer Grundlage des erregbaren Typs keine sicheren Abweichungen von der Norm bei den Gesunden zeigten, erwiesen sich als stark vermindert im Vergleich zu der „Norm“, die der erregbaren Psychopathie als solcher eigen ist. Das NA-DA-Verhältnis bestätigte eine deutlichere (als bei der Psychopatie ohne psychogene Verstimmungen

Senkung der β-Hydroxylierungsvorgänge, was von einer Einwirkung des emotionellen Stresses zeugt. Die Funktionsuntüchtigkeit (Minderwertigkeit) dieses Fermentenbindegliedes führt unter Streßbedingungen zu einer ungenügenden NA-Synthese, und das NA-Defizit kann der Depressionsentstehung zugrunde liegen. Im Hinblick darauf, daß für die psychopathischen Personen des erregbaren Typs ein erhöhter NA-Gehalt kennzeichnend ist, erweist sich seine bedeutende Verminderung, praktisch seine Normalisierung als pathologisch für diese und kann möglicherweise zu den depressiven Verstimmungen führen.

Bei den gehemmten psychopathischen Formen waren dieselben Mechanismen zu finden. Die erhaltenen Angaben erklären den Grund für die Entstehung verschiedener Syndrome der psychogenen Verstimmungen bei der erregbaren und bei der gehemmten Psychopathie, indem sie eine wichtige Rolle dieser Basis in der Pathogenese der reaktiven Depressionen bestätigen und auf die Notwendigkeit verschiedener therapeutischer Methoden, jeweils abhängig vom Typ der psychopathischen Grundlage, hinweisen.

In der vierten Etappe der Arbeit haben wir auf Grund der erhaltenen biochemischen Angaben eine Arbeitshypothese aufgestellt, nämlich daß es bei der Therapie notwendig ist, die Substanzen zu nutzen, deren Einwirkungen ihrer Gerichtetheit nach in einem bestimmten Maße mit natürlichen kompensatorischen Mechanismen zusammenfallen und dadurch die Homöostase wieder herzustellen.

Davon ausgehend, haben wir für die Behandlung der reaktiven Depressionen bei den gehemmten psychopathischen Personen Antidepressiva angewandt, die im Komplex mit dem β-Rezeptorenblocker Obsidan (Anaprilin) auf MAO (Nuredal, Pyrazidol) inhibierend wirken. Laut den Angaben der Literatur erhöht das Obsidan den DA-Umlauf im Gehirn und senkt gleichzeitig den Adrenalin (A)-Stoffwechsel. Das letztere erschien uns wichtig, da der A-Metabolismus bei den reaktiven Depressionen auf psychopathischer Grundlage des gehemmten Typs stark gesteigert ist. Im Zusammenhang damit, daß es praktisch keine Antidepressiva gibt, welche die MAO-Aktivität erhöhen, haben wir bei der Behandlung der reaktiven Depressionen auf psychopathischer Grundlage vom erregbaren Typ eine komplexe Therapie angewandt, bei welcher neben den trizyklischen Antidepressiva, die das NA-Niveau erhöhen, auch diejenigen Neuroleptika wie Melleril, Chlorprothixin, Sulpirid angewandt worden sind, die als Antagonisten zu den DA-Rezeptoren wirken. Gleichzeitig wurden auch Präparate wie Carbamazepin Vitamin B_6 oder Aminalon angewandt, die die zerebralen Synapsen des gehemmten GABA-ergischen Systems stimulieren, mit dem DA in Rückverbindung Wechselbeziehungen unterhält. Die Ergebnisse solcher Behandlung, die unter 22 Kranken (15 erregbare, 7 gehemmte Typen) durchgeführt worden sind, haben gezeigt, daß bei 20 Kranken nach 3 Wochen eine bedeutende Besserung des psychischen Zustandes eintrat, korrelierend dazu waren die Veränderungen in den Katecholaminwerten in Richtung auf Normalisierung im Katecholaminstoffwechsel.

Die erreichten Daten bestätigen die Tatsache, daß die Behandlung der Kranken mit den reaktiven Depressionen differenziert und abhängig von der psychopathischen Grundlage mit Berücksichtigung der biochemischen Heterogenität durchgeführt werden soll.

Psychosoziale Entwicklungsbesonderheiten bei Patienten mit endogener Depression

O. Bach

Im Rahmen interdisziplinärer Bemühungen um die Aufklärung der Genese psychopathologischer Syndrome, insbesondere endogener Psychosen, gibt es hinsichtlich der psychosozialen Teilaspekte, bezogen auf die Schizophrenien, lange Traditionen. Demgegenüber stand bei den Zyklothymien der somatische Aspekt von vornherein mehr im Vordergrund. Die erfolgreichere Therapie der akuten Syndrome wie auch die pharmakologische Phasenprophylaxe haben die Bedeutung biologischer Grundlagen des Krankheitsgeschehens unterstrichen.

Trotz dieser Tatsache wurden auch Untersuchungen von psychosozialen Randbedingungen durchgeführt, die z. B. von der Bedeutung der Persönlichkeit des Kranken auf der einen Seite und seinem Reagieren in spezifischen Lebenssituationen andererseits ausgingen und Wege in die Psychose aufwiesen, wie etwa Tellenbachs Typus melancholicus und die Situation der Inkludenz. Auch lerntheoretische Konzepte wie das Verstärker-Verlust-Konzept, das von Lerndefiziten mit dem Ergebnis fehlerhafter Verarbeitung von Verlustsituationen ausging, erwiesen sich als klinisch biographisch nachvollziehbar. Psychosoziale Stressoren ließen sich in der Lebensgeschichte der Patienten nachweisen.

Sie spielen naturgemäß bei den neurotischen Verstimmungen eine besondere Rolle, aber dem Zusammenwirken biologischer, psychologischer und sozialer Faktoren, die an unterschiedlicher Stelle das pathogenetische Geschehen modellieren, ist auch bei endogenen Prozessen Aufmerksamkeit zu schenken. Dabei dürften Auslösersituationen, wie sie die life-event-Forschung im Auge hat, vielleicht u. U. auch selbst bei Durchgangssyndromen von Bedeutung sein. Retrospektiv, biographisch bemerkenswerte Lebensereignisse, psychosoziale Fehlentwicklungen und defizitäre Einstellungen sind aber vor allem bei neurotischen und endogenen Verstimmungen zu erwarten. Die empirische Erfassung des Zusammenhanges etwa zwischen frühen Verlustsituationen, frustrierenden Erziehungssituationen und späteren psychotischen Dekompensationen ist schwierig, die Ergebnisse sind widersprüchlich. Negative Life-events im Vorfeld der Psychosen wurden beschrieben (*Paykal* 1969, *Dietrich* 1961). Verlustsituationen in der Kindheit werden als Sensibilisierungsfaktor für spätere Depressionen angenommen (*Brown* 1961, *Hill* 1967). Andere Autoren konnten dies nicht bestätigen (*Ragan* et al. 1986). In Feldstudien erwiesen sich verwitwete und geschiedene Personen des reiferen Lebensalters als besonders depressionsgefährdet (*Raitasalo* et al. 1986). Das Fehlen supportiver Umweltfaktoren in der Verlustsituation sei besonders wichtig, nimmt die Separationsforschung an, womit die empirische Forschung aber an fast unüberwindbare Grenzen der Erfaßbarkeit stößt. Spezifische Erziehungssituationen werden herausgehoben. Der spätere Kranke sei autoritär und Schuldempfinden fördernd erzogen worden (*Perris* et al. 1983, *Buda* 1979). Die Eltern-Kind-Beziehungen sind durch höhere Anforderungen an das familiäre Prestige bei mehr instrumentell betonter Zuwendung charakterisiert (*Matussek* et al. 1985).

Unter diesen Aspekten wurden die Krankengeschichten von 100 Patienten mit endogener Depression, 105 Patienten mit Schizophrenie und 75 Alkoholikern ausgewertet.

Es galt, soziale Daten und klinische Einschätzungen von sozialen Sachverhalten der Probanden zu vergleichen und auf Differenzen hin zu prüfen. Die genutzten Krankengeschichten der Jahre 1968 bis 1978 waren durch eine breit angelegte biographisch orientierte Anamnestik charakterisiert. Die Ergebnisse werden in den Tabellen 1 und 2 dargestellt.

Zusammenfassend kann bei dieser Population festgestellt werden, daß Patienten mit endogener Depression aus ungestörten Familien stammen und auch ihre Sekundärfamilien harmonisch zu gestalten vermögen. Es kann vermutet werden, daß die Ursprungsfamilien durch einen von Pflichtendruck, Elternzentriertheit und Autorität bestimmten Erziehungsstil charakterisiert werden, der möglicherweis die situative Rigidität der Patienten erklären kann. Bezüglich sonst häufig hervorgehobener sozialer Daten und Life-events ergaben sich nur insoweit Unterschiede zu anderen Krankheitsgruppen, als bei Schizophrenen und Alkoholikern höhere Störungsraten zu beobachten sind.

Tab. 1. Soziologische Daten

Lebensbereich	Depressive	Schizophrene	Alkoholiker	Bemerkungen
Broken home	31%	31%	53%[s]	Definition: Erziehung im 1. Lebensjahr nicht von der Mutter; Verlust eines Elternteiles bis 15. Lebensjahr
davon				
Fremderziehung	6%	4,7%	12%[s]	
Intergenerationsmobilität				
beruflicher Aufstieg	12%	18%	15%	Vergleich der beruflichen Situation zwischen am höchsten qualifizierten Elternteil und Patienten (Hilfsarbeiter, Facharbeiter, Meister, Fachschul- und Hochschulabschluß)
beruflicher Abstieg	–	15%[s]	7%[s]	
unverändert	64%	52%	61%	
keine Angaben	24%	15%	17%	
Berufliche Entwicklung nach erster Psychose bzw. Behandlung				
Aufstieg	18%	12%	7%	
Abstieg	1%	6%[s]	27%[s]	
unverändert	81%	82%	62%	
Familienstand				
ledig	13%	50%[s]	8,5%	Zum Zeitpunkt der Untersuchung
verheiratet	74,2%	44,6%	53,2%	
geschieden	12,8%	5,4%[s]	38,3%[s]	

s = signifikant auf 5% Niveau; hinsichtlich Geschwisterzahl, Alter der Mutter zum Zeitpunkt der Geburt, Schulbildung und Schulleistung keine signifikanten Unterschiede

Tab. 2. Familienbeziehungen in der Ursprungsfamilie und Sekundärfamilie

Lebensbereich	Depressive	Schizophrene	Alkoholiker	Bemerkungen
Vorherrschender Erziehungsstil				
– harmonisch-fördernd	3%	13%	20%	Bei Schizophrenen wurde oft ein Konkurrenzaspekt zwischen Eltern angegeben
– hyperprotektiv-ambivalent	22%	48%[s]	40%	
– distanziert-gleichgültig	8%	8%	6,6%	
– elternzentriert-autoritär	40%[s]	23,8%	18,8%	
– nicht bestimmbar	27%	7%	14,6%	
Alkoholkrankheit eines Elternteils	1%	9%	20%[s]	
Familienklima eigene Familie				
– harmonisch	84%[s]	48%	24%	Familien Depressiver stellen sich geradezu idealisiert dar.
– dissonant	16%	52%	76%[s]	

Probleme der Diagnostik endogener Psychosen

P. Dontschew

Der endogene Formenkreis psychischer Störungen nimmt eine besondere Stellung bei der psychiatrischen Diagnostik ein. Dabei stellen diese Krankheiten den Mittelpunkt dar, in dem sich charakteristische Schwierigkeiten und Begrenzungen verflechten. Trotz des wissenschaftlichen Fortschrittes in der Pathogenese (Großhirn-Neurotransmitter) läßt sich der Mangel an diagnostischer Strategie und an diagnostischen Methoden am empfindlichsten spüren.

1. Das endogene Irresein ist im Vergleich zu den organischen Psychosyndromen nicht so demonstrativ – es bleibt hinter der körperlichen (biologischen) Anschaulichkeit der somatischen Krankheiten zurück. Die endogenen Psychosen sind nicht für die medizinische Diagnose aufgrund biologischer Störungen geeignet.
   Die Symptome der endogenen Psychosen liegen in den für die Medizin fremden Registern des Psychischen, d. h. des verbalisierten Erlebens des Patienten und der Amplitude der Verhaltensdeviation. Die Symptome der pathologischen Dysfunktion in den Registern des Psychischen und des Verhaltens sind bei niedriger Intensität schwer festzustellen. Sie verlaufen in kaum bemerkbaren Übergängen zum nichtpathologischen, zum originellen Gedankenablauf und zu sozial begründeter Abweichung des Verhaltens.
   Im diagnostischen Prozeß ist es hinsichtlich der endogenen Krankheiten notwendig zu erklären, daß die Dysfunktion nicht nur auf einen Konflikt zwischen Individuum und Gesellschaft hinausläuft, sondern auf noch etwas weiteres. Dieses „Weitere" stellt eben die Qualität der krankhaft gestörten Verhältnisse dar, d. h. die Qualität der im Verhalten (äußere Reflexion) und im verbalisierten Erleben (innere Reflexion) geäußerten Dysfunktion.
2. Ob die Zuverlässigkeit und Gültigkeit unserer Diagnosen im endogenen Formenkreis der psychischen Krankheiten steigt, wäre eine angebrachte Frage. Meines Erachtens müßte die Antwort negativ ausfallen. Zuverlässigkeit und Gültigkeit sind besonders niedrig im Bereich der endogenen Psychosen mit subakutem und schleichendem Verlauf sowie im Bereich der klinischen Symptome, bei denen die Erlebnisse psychologisch verständlich sind und bei denen dagegen die Verhaltensabweichungen eine geringe Amplitude aufweisen. Die Diagnostik der erwähnten Krankheitsbilder ist von hohem Risiko belastet. Die Gesellschaft kommt der psychiatrischen Diagnose in diesem Bereich mit starkem Widerstand, mit Kritik und Mißtrauen entgegen.
3. Warum ruft heute die Diagnose der endogenen Psychosen verstärkte gesellschaftliche Unzufriedenheit hervor? Eine der Ursachen wäre die niedrige Gültigkeit der diagnostischen Methoden trotz der hohen wissenschaftlichen Ansprüche der Psychiatrie. Diese niedrige Gültigkeit bleibt für den Laien nicht unbemerkt. Bei diesen Krankheitsbildern äußert sich sowohl das Fehlen an biologischer Anschaulichkeit als auch die hypothetische Natur der Dysfunktion am deutlichsten. Andererseits führt die Diagnose endogener Psychosen zu schweren sozialen Folgen und zu gesellschaftlicher Resonanz: Stigmatisierung, Leiden von seiten des Individuums und seiner Nächsten, geschlossene Unterbringung u. a. Bemerkenswert ist die Tatsache, daß die Diagnose dort eine schicksalhafte Rolle spielt, wo sie für den Spezialisten am schwierigsten und für den Laien umstritten ist.
4. Die Psychiater in Bulgarien sind sich bewußt, und dies möchte ich mit den deutschen Kollegen teilen, daß ein anwachsender Mangel an subjektiv erlebter Sicherheit bei der Diagnostik eines bestimmten Teiles der endogenen Psychosen wahrzunehmen ist. Wovon kommt das?
   Eine mögliche Erklärung wäre, daß der heutige Mensch infolge reicherer Informationen und besseren Orientierungsverhaltens im sozialen Raum auf eine veränderte Weise den Krankheitszustand erlebt. Die subjektive Unsicherheit des Psychiaters bei der Diagnostik wird von äußerem Druck verstärkt. Dieser Widerstand entspringt der Anklage, daß er

die medizinischen Kategorien nicht rechtmäßig für die Beschreibung nichtpathologischer, sozial-psychologischer Erscheinungen anwendet. Weiterhin wird der Psychiater wegen seiner wertgebundenen Einschätzungen anstelle biologischer Nachweise beschuldigt.

5. Die Unruhe und das Risiko, welche die Diagnose begleiten, erreichen ihren Höhepunkt bei der psychiatrischen Begutachtung. Hier geht es nicht nur um die forensische Gutachtertätigkeit. In Bulgarien steigt lawinenartig die Anzahl von Personen im jungen und im aktiven Alter, die vom Verkehrswesen, vom Militär, von den mittleren Schulen und den Hochschulen, vom Versicherungswesen u. a. zur psychiatrischen Begutachtung kommen. Das Risiko und die Verantwortung des Psychiaters bei den Feststellungen der Diagnosen steigt enorm, weil die Begutachtung unverzüglich stattfinden muß. Wie kann man diesem hohen inneren und äußeren Druck Widerstand entgegensetzen?
6. Offensichtlich ist eine Revision sowohl der diagnostischen Mittel als auch der diagnostischen Strategien unentbehrlich. Wo liegen hier unsere Reserven? Ein möglicher Ausweg liegt in der Neueinschätzung der diagnostischen Taktik in Richtung der somatischen Diagnostik. In Frage käme, die somatischen Analoga auszunutzen, wie z. B. das subjektive Symptom des Schmerzes bei somatischen Leiden. Im Modell der Psychose stellt die verbalisierte Mitteilung des psychischen Dyskomforts, Distresses und der Unruhe mit Spannung und Angst ein Analogon des somatischen Schmerzes dar. Ein gleiches Verfahren schon hätte gute Perspektive bei der Diagnostik der sogenannt maskierten, somatisierten oder latenten Depressionen.
Ein weiterer Weg wäre, die Diagnosemittel im Bereich der Verhaltensabweichungen zu revidieren. Hier sind Bemühungen notwendig, die Diagnostik von Werteinschätzungen bei der Suche nach Dysfunktionen im Verhalten freizumachen. Die Lösung dieser Aufgabe ist in diesem Fall viel schwerer. Sie hängt viel mehr von den individuellen Eigenschaften des Psychiaters ab. Die Verminderung des schädlichen Effektes der Wertkomponente im diagnostischen Verfahren ist der Lebenserfahrung des Psychiaters, seiner individuellen Einstellung, die emotionellen Einflüsse und das menschliche Mitleid zu überwinden, umgekehrt proportional.
Die Schlußfolgerungen dieses Gedankenablaufes über die gegenwärtige Diagnostik wäre auf die ärztliche Ausbildung in der Psychiatrie zu übertragen.

Inhalte depressiven Wahns

R. Kreiner

Bereits im vergangenen Jahrhundert erhitzte die Frage nach der Genese des Wahnes, nach der Zuordnung zu bestimmten Erkrankungen und nach dem Wesen die Gemüter vieler bekannter Psychiater.

Auch mit dem Beginn der modernen Wahnlehre, der von vielen Autoren in das Jahr 1913, in das Erscheinungsjahr der „Allgemeinen Psychopathologie" von *Karl Jaspers* gelegt wird, ändert sich wenig am Problem. *Jaspers* schreibt 1913, daß sich der Wahn in Urteilen mitteile. Nur wo gedacht und geurteilt wird, kann Wahn entstehen.

Gruhle, ein um die Entwicklung der Psychopathologie sehr verdienstvoller Mann, akzeptiert echten Wahn nur bei der Schizophrenie und postuliert: „Der Wahn entsteht nicht aus subliminalen Wünschen, nicht aus irgendwelchen unterdrückten Regungen. Er ist ein organisch cerebrales, nicht ableitbares, nicht einfühlbares Symptom."

Kurt Schneider schreibt 1952, daß man kaum umhin könne, jene Inhalte der Versündigung, Verarmung, Verachtung, des Verfaulens und Absterbens bei der Depression als Wahn zu bezeichnen. Häufiger seien jedoch paranoide Deutungen von wirklichen Wahrnehmungen vorhanden, die auf Grund der depressiven Stimmungslage verstehbar sind. Tritt, so *Kurt Schneider*, eine einwandfreie Wahnwahrnehmung ohne emotionalen Anlaß auf, so liegt immer eine Schizophrenie vor. Die Wahnthemen in der Depression deutet er als Aufdeckung der Urängste der Menschheit. Sie sind keine positiven, keine produktiven Symptome der Psychose. Aus der Sorge um den Leib resultiert der hypochondrische Wahn, aus der Sorge um die Seele der Schuld- und Versündigungswahn und aus der Sorge um die Existenz oder Notdurft des Lebens der Verarmungswahn.

Diesen, von *Kurt Schneider* treffend beschriebenen Wahninhalten endogen Depressiver ist bis heute wenig widersprochen worden. *Kloos*, *Sattes*, *Kolle*, *Weitbrecht* und *Kranz* sprechen vom Versündigungswahn, vom Verarmungswahn, vom hypochondrischen Wahn und vom Schuldwahn. *Huber* hebt 1976 hervor, daß die Wahngedanken bei Zyklothym-Depressiven in Form von primären Schuld-, Verarmungs- und Krankheitswahn auftreten können. Außerdem unterscheidet er noch sekundäre, wahnähnliche Bewußtseinsinhalte. *Janzarik* konnte hervorheben, daß prämorbide Persönlichkeit, individuelles Wertgefüge und lebensgeschichtliche Bedingungen eine wesentliche Rolle bei der Themenwahl der Wahninhalte spielen. *Glatzel* schließlich spricht davon, daß jeder zyklothyme Wahn ein Schuldwahn ist und stellt die Frage, ob die Schuldgewißheit des Depressiven nicht bereits schon Schuldwahn sei. Die Zyklothymie wäre dann die wahnhafte Psychose im wahrsten Sinne des Wortes. Charakteristisch, so führt er aus, ist bei depressivem Schuld-, Verarmungs- oder hypochondrischem Wahn, daß die Verworfenheit, die Armut oder die Krankheit stets als selbstverschuldet erlebt wird. Einschränkend meint er aber, daß beim heutigen Wahnverständnis erst dann von Wahn bei der Depression gesprochen werden kann, wenn die Schuldgewißheit externalisiert. Dort, wo die Schuldgewißheit die Lebensvollzüge unausgesprochen und unaussprechbar mitbestimmt, ist noch keine Einstufung als Wahn möglich.

Im Rahmen von 4 Diplomarbeiten wurden endogen-depressive Psychosen im Krankengut der Klinik für Psychiatrie und Neurologie der Medizinischen Akademie Dresden der Jahre 1965, 1973, 1978 und 1980 untersucht. Insgesamt konnten 342 Patienten ermittelt werden, wobei der Anteil am Gesamtkrankengut der Klinik rund 18% betrug. 118 waren männlichen und 224 weiblichen Geschlechts. Der Altersgipfel lag sowohl bei den Männern wie auch bei den Frauen bei 46 bis 60 Jahren. Bei 58 Patienten, das sind 18% aller stationär behandelten depressiv Erkrankten – wobei es sich um 34 Frauen und 24 Männer handelte – konnte eine Wahnsymptomatik festgestellt werden. Mit anderen Worten: Bei 15,9% der Frauen und 21,4% der Männer trat Wahn bzw. Wahnhaftes in der Depression auf.

Die Wahninhalte wurden nach Schuldwahn, Eifersuchtswahn, Verarmungswahn, Verfolgungswahn, sonstigem Wahn und abnormem Bedeutungs- und Beziehungserleben unterschieden. Unter sonstigem Wahn wurden paranoid-halluzinatorische Syndrome, hypochondrischer Wahn und nicht näher einzuordnende Mischbilder subsummiert.

Bei der Untersuchung war auffällig, daß in keinem der Jahrgänge ein reiner Eifersuchtswahn oder reiner Verarmungswahn auftraten. Ein Schuldwahn trat bei 9 Patienten und ein Verfolgungswahn bei 11 Patienten auf. Einmal konnte ein kombinierter Schuld-/Verarmungswahn festgestellt werden. Abnorme Bedeutungs- und Beziehungserlebnisse zeigten sich bei 20 Patienten und bei 17 Patienten konnte ein sonstiger Wahn entsprechend der vorangestellten Definition diagnostiziert werden. Zwischen den weiblichen und männlichen Patienten bestand hierbei kein wesentlicher Unterschied, jedoch zwischen den einzelnen Jahrgängen in der Häufigkeit einzelner Wahnsymptome, wobei statistische Zufälligkeiten nicht auszuschließen sind.

Wir möchten an dieser Stelle auf eine Untersuchung von *Kranz* (1955) verweisen, der Wahninhalte von Patienten aus den Jahren 1886, 1916 und 1946 auf ihre Abhängigkeit von der Zeit, dem Zeitgeist und ihrem kulturellen Inhalt untersuchte. Dabei fand er bei den Zyklothymien in über 50% in allen drei Jahrgängen einen Schuldwahn, bei 27% einen Verarmungswahn und in rund 40% der Fälle einen hypochondrischen Wahn. Zeitbezüge waren bei den Zyklothymien wesentlich geringer als bei den Schizophrenien vorhanden.

Von Orelli (1954) untersuchte Häufigkeit, Inhalt und Inhaltswandel der depressiven Ideen von Melancholikern in den Jahren 1878 bis 1952. Er konnte dabei einen Rückgang der Versündigungsideen feststellen, die in unserer Untersuchung in der ursprünglichen Form überhaupt nicht vorhanden waren. Insuffizienzideen sowie Verarmungs-, Verfolgungs- und hypochondrische Ideen nahmen zu. Wesentlich erscheint die Erkenntnis, daß im Inhalt der Versündigungsideen eine deutliche Abnahme der religiösen Inhalte bestand. Mitmenschliche Beziehungen hatten hier an Bedeutung gewonnen.

Während lange Zeit der holothyme Wahn, d. h. der auf einer abnormen Grundstimmung beruhende Wahn für die Depression als charakteristisch angesehen wurde, weisen *Berner* und andere darauf hin, daß auch der katathyme Wahn bei endogener Depression möglich ist. Wir konnten in unserem Krankengut in 17% der Fälle einen holothymen Wahn und in 29% der Fälle einen katathymen Wahn nachweisen. In 18,9% trat ein Thema im Wahn auf, das sich von der aktuellen Lebensproblematik ableiten ließ.

Betrachtet man noch einmal die Aufschlüsselung der paranoiden Depressionen in den einzelnen Jahrgängen, so fällt eine Abnahme der paranoiden Depressionen im stationären Krankengut, zumindest seit 1973, eine Abnahme der reinen Wahnsyndrome wie Schuld- und Verfolgungswahn auf. Es scheint sich dabei, und hier stimmen wir *Kranz* und *Huber* zu, um eine Verschiebung in Richtung symptom- und profilärmerer Zustandsbilder zu handeln, wobei der Einfluß der ambulanten Psychopharmakatherapie wesentlich erscheint.

Zusammenfassend kann gesagt werden:

1. Wahn tritt auch in der Depression, und zwar sowohl als holothymer wie auch als katathymer Wahn, auf.
2. Wahninhalte sind Schuld, Hypochondrie und Verfolgung. Der Verarmungswahn ist kaum noch nachweisbar. Außerdem treten in hohem Maße abnorme Beziehungs- und Bedeutungserlebnisse auf.
2. Es scheint eine Tendenz zur Abnahme der paranoiden Depressionen bzw. zur Abnahme reiner Wahnsyndrome im stationären Krankengut zu bestehen, wobei es sich weniger um einen Symptom- oder Strukturwandel als vielmehr um einen therapeutisch bedingten Gestaltswandel mit Symptomverschiebung bzw. um eine Verlagerung der Therapie auch paranoider Depressionen in den ambulanten Sektor handelt.

Die Depression im parasuizidalen Geschehen aus katamnestischer Sicht

W. Felber

Problemstellung

Die wechselseitige Bedeutung von Depression und Suizidalität, davon kann wohl ausgegangen werden, ist heute unbestritten. Extreme Ansichten darüber reichen von der Einstellung „ohne Depression kein Suizid" (*Pohlmeier* vertrat u. a. diese These, ist aber davon selbst abgerückt) bis zum Ausspruch *Amerys* „Der Hang zum Freitod ist keine Krankheit, von der man geheilt werden muß wie von den Masern ... Der Freitod ist ein Privileg des Humanen".

Die psychodynamische Durchdringung des Problems Depression und Suizid wurde jahrzehntelang geprägt durch die zweifellos enthaltene Aggressionsthematik, die *Freud* 1916 in seiner Arbeit „Trauer und Melancholie" überzeugend dargestellt hat. Erst in den letzten knapp 2 Jahrzehnten wurden von mehr ich-psychologischen neo-analytischen Schulen die auch ablaufenden Regressionsmechanismen im depressiv-suizidalen Geschehen erkannt (*Henseler* 1974). Auf *Adler* zurückgreifende verhaltenstheoretische Erklärungsmodelle sind erst im Entstehen (*Schmidtke* und *Schaller* 1984).

Aus einem mehr klinischen Anliegen heraus entwickelte *Ringel* das präsuizidale Syndrom, über dessen Beziehungen zur Depression er 1985 schrieb: „Während sich im Rahmen aller anderen psychischen Erkrankungen das präsuizidale Syndrom in verschiedener Intensität entwickelt, ist die endogene Depression mit dem präsuizidalen Syndrom schlechthin identisch. Die Melancholie mit ihrer Symptomatik ist ein einziges präsuizidales Syndrom; daraus folgert, daß die endogene Depression die selbstmordgefährlichste Erkrankung ist, die wir kennen ..." Mindestens letzteres bestätigen langjährige und vielseitige internationale Erfahrungen und Ergebnisse, weshalb auf der WHO-Tagung 1982 in Athen Depressionen wieder an erste Stelle unter den wichtigsten Risikogruppen gesetzt wurden.

Robins et al. referierten 1959 7 Untersuchungen nach 5- bis 40-Jahres-Katamnesen (durchschnittlich 14 Jahre) an affektiven Erkrankungen, die unter insgesamt 1070 Verstorbenen ziemlich einheitlich 13–17% Suizide fanden. Diese durchschnittlich 15% Suizidtoten bei affektiven Störungen bestätigte *Farberow* 1983 in einem Übersichtsreferat über Suizid und Depression anhand weiterer Studien.

Pokorny 1977 verfolgte über 15 Jahre die Suizidziffern (bezogen auf 100000/J) ehemaliger Patienten und fand die höchste Ziffer bei Depressionen mit 566. Diese deckt sich näherungsweise mit der von *Hagnell* et al. 1981 aus der sogenannten Lundby-Studie, die für männliche Depressive eine Suizidziffer von 650 angeben.

Erstaunlich wenige Untersuchungen existieren zum Vergleich an Parasuiziden. Hauptsächlich wird über häufigere frühere Parasuizide (Prädive) berichtet. *Avery* und *Winokur* (1978) gaben einer Depression und einem Parasuizid in der Anamnese den gleichen Wert zur Prädiktion späterer Suizide. *Häfner* et al. (1983) teilten mit, daß Depressive vor einem Parasuizid weniger Kontakte mit der Umwelt hatten und daß Ernsthaftigkeit und objektive Gefährlichkeit der parasuizidalen Handlung höher einzuschätzen waren. Für Aufschlüsselungen der Diagnose in Untergruppen war das Ausgangssample mit 211 Parasuiziden zu klein.

Katamnestische Berichte von Depressionen nach einem Parasuizid zu detaillierten Teilfragen fanden wir nicht.

Methodik

Unsere Untersuchung basiert auf der Erfassung vollendeter Suizide von 2053 Suizidpatienten durchschnittlich $7^1/_2$ Jahre nach dem suizidalen Ausgangsereignis (sogenannter Indexparasuizid). An 1008 Parasuizidenten wurde eine Detailanalyse durchgeführt, auf die sich weitere Angaben beziehen, die rechentechnisch aufgearbeitet wurden. Sie unterlagen keiner systematischen Auswahl. Es können hier im Vergleich zur Kontrollgruppe (Parasuizidenten ohne Depression) nur hoch- und höchstsignifikante Ergebnisse dargestellt werden.

Ergebnisse

Es handelt sich um 110 Depressionen (10,9%), die sich diagnostisch aufgliedern in

29 reaktive Depressionen und
81 zyklothyme Depressionen.
Letztere teilen sich weiter auf in
44 monopolare Depressionen,
13 bipolare Depressionen und
24 zyklothyme Untergrundschwankungen.

Zu Familienanamnese und aktuellen Krankheitszeichen

Nervenleiden, Parasuizide und Suizide in der Familie und frühere nervenärztliche Behandlungen wurden nur bei den zyklothymen Depressionsformen erhöht gefunden. Schlaf- und Appetenzstörungen waren sowohl bei reaktiven wie auch bei zyklothymen Depressionen erhöht.

Der aktuelle psychische Befund war bei allen Depressionstypen, besonders bei reaktiven, als psychotisch zu bezeichnen; einzig bei Patienten mit zyklothymen Untergrundschwankungen dominierte nicht psychotische, wenn auch nicht unauffällige Psychopathologie.

Zur sozialen Situation

Eine große Datenfülle zur sozialen Entwicklung und gegenwärtigen Situation, wie: häusliches Milieu, Scheidung der Eltern, Verwaisung, berufliche Qualifikation, soziale Zugehörigkeit, gegenwärtiger Familienstand sowie live events, sprechen bei allen Formen für größere Stabilität. Lediglich bei bipolarer Depression und zyklothymen Untergrundschwankungen hebt sich gestörtes und zerrüttetes häusliches Milieu heraus, bei reaktiven Depressionen gibt es überrepräsentativ viel Verwitwete und dazu Einsamkeits- und Altersprobleme.

Zu den suizidologischen Daten

Als Motiv finden sich für reaktive Depressionen besonders Verlust naher Angehöriger und Einsamkeit, bei allen zyklothymen erscheint als Motiv Krankheit, - Furcht, - Wahn und Angst vermehrt. Suizidale Intention („Ernsthaftigkeit“) und objektive Gefährlichkeit sind hochbewertet, was mit zweifelhafter bzw. fehlender Korrektur der Suizidabsicht und objektiv fortbestehender Suizidalität korrespondiert. Die Suizidmethoden sind nur bei den zyklothymen Formen drastischer und auf einer psychodynamischen Schätzskala als destruierend zu bezeichnen.

Differentialtypologisch sind die reaktiven, die bipolaren Depressionen und zyklothymen Untergrundschwankungen besonders den final angelegten, aber nicht kompromißlos durchgeführten Verzweiflungs-Parasuiziden; die monopolaren Formen den kompromißlos-finalen dranghaften Parasuiziden nahestehend.
Therapeutisch sind fast alle ambulant überwiegend pharmakotherapeutisch bzw. stationär psychiatrisch behandelt worden.

Zu den Rezidiven

Von besonderem Interesse sind die wiederholten suizidalen Handlungen. Wir fanden bei 39,3% unserer Patienten *Parasuizid-Präzidive* (vor dem Index-Parasuizid). Diese wie auch alle weiteren Präzidiv-Zahlen in den diagnostischen Untergruppen weichen allerdings statistisch nicht signifikant von denen der Nicht-Depressionen ab (siehe Tab. 1).

Tab. 1. Parasuizid – Präzidive bei Depressionen und ihren Untergruppen im Vergleich zu Nicht-Depressiven

	Nges	Präzidive		p	Anzahl der Präzidive		
		abs.	%		1	2	>2
keine Depression	850	273	32,1		174	66	33
reaktive Depressionen	29	9	31,0	n. s.	6	3	0
monopolare Depressionen	42	14	33,3	n. s.	9	2	3
Depressionen gesamt	107	42	39,3	n. s.	25	11	6
Zyklothymie	78	33	42,3	n. s.	19	8	6
zyklothyme UGS	24	12	50,0	n. s.	5	5	2
bipolare Depressionen	12	7	58,3	n. s.	5	1	1

Tab. 2. Parasuizid-Rezidive bei Depressionen und ihren Untergruppen im Vergleich zu Nicht-Depressiven

	Nges.	Rezidive		p	Anzahl der Rezidive		
		abs.	%		1	2	>2
keine Depression	892	103	11,5		69	19	15
monopolare Depressionen	44	6	13,6	n. s.	4	0	2
reaktive Depressionen	29	6	20,7	n. s.	3	3	0
Depressionen gesamt	109	27	24,8	<0,001	15	9	3
Zyklothymie	80	21	26,25	<0,001	12	6	3
bipolare Depressionen	12	4	33,3	<0,01	1	3	0
zyklothyme UGS	24	11	45,8	<0,0001	7	3	1

Parasuizid-Rezidive (nach dem Index-Parasuizid) wurden bei den Depressionen in 24,8% gefunden. Vergleiche zu den diagnostischen Untergruppen und den Aufschlüsselungen nach einfachen und mehrfachen Wiederholungen gehen aus der Tabelle 2 hervor.

Die monopolare Verlaufsform der Zyklothymie und die reaktive Depression weichen nicht signifikant von den Nicht-Depressiven ab, die anderen Formen dagegen zeigen eine signifikant höhere Parasuizid-Rezidivrate.

Eine deutliche Differenzierung ergibt sich hinsichtlich der *Suizidraten*, die bei bipolarer und monopolarer Depression am höchsten liegen und bei durchschnittlich $7^1/_2$jährigem Katamnesezeitraum erheblich über den in der Literatur mitgeteilten 15% nach durchschnittlich 14 Jahren liegen (siehe Tab. 3).

Um den Vergleich der Präzidive, Rezidive und Suizidvollendungen unserer depressiven Parasuizidenten untereinander sowie zu den Nicht-Depressionen zu veranschaulichen, wurden die jeweiligen Häufigkeiten in Ziffern (bezogen auf 100000/Jahr) umgerechnet, woraus die Tabelle 4 hervorgeht.

Die Suizidziffern bei Depressiven können (z. B. nach *Farberow*) als gesichert um 500 bis 600 angesehen werden. In ähnlicher Höhe dürften die von Parasuizidanten angenommen werden (eigene Ergebnisse: 604). Die der Doppelbelastung eines depressiven Parasuizidanten mit De-

Tab. 3. Suizide nach Parasuizid bei Depressionen und ihren Untergruppen im Vergleich zu Nicht-Depressiven[1]

	Nges.	Suizide		p
		abs.	%	
∅ Depressionen	1796	66	3,67	
zyklothyme UGS	48	3	6,75	n. s.
reaktive Depressionen	58	4	6,9	n. s.
Depressionen gesamt	205	25	12,2	<0,0001
Zyklothymie	148	21	14,2	<0,0001
monopolare Depressionen	78	14	17,9	<0,0001
bipolare Depressionen	21	4	19,0	<0,01

[1] Die Tabelle enthält eine statistische Hochrechnung für Nichtsuizide mit dem Faktor 2,1421, womit deren Herkunft aus einer Teilstichprobe auf die Gesamtstichprobe von 2053 korrigiert wird.

Tab. 4. Parasuizid – Präzidive, Rezidive und Suizide auf 100000/Jahr bezogen (Ziffern) bei $7^1/_2$jähriger Katamnesedauer

(PS = Parasuizid; D = Depression; ND = Nichtdepressive)

	Ngs.	*n*	Ziffer	Verhältnis ND:D
PS-Präzidive ND	850	273	4282	1 : 1,2
PS-Präzidive D	107	42	5234	
PS-Rezidive ND	892	103	1540	1 : 2,1
PS-Rezidive D	109	27	3303	
Suizide ND	1796	66	490	
Suizide D	205	25	1626	1 : 3,3
Suizide bei endogen-psychotischen D	99	18	2424	1 : 4,9

pression und Parasuizid in der Vorgeschichte ergibt dann eine Suizid-Ziffer von annähernd dem 3fachen, im eigenen Klinikgut 1626; die der endogen-psychotischen (zyklothymen) Depressiven liegen gar mehr als 4mal so hoch, nämlich 2424, was deren besondere und hohe Gefährdung kennzeichnet.

Auf diese besondere Gefährdung von Depressiven nach Parasuiziden hinzuweisen war unser Anliegen, auch unter dem Eindruck jüngster Mitteilungen über ein Ansteigen der Suizide bei Depressiven im psychiatrischen Krankenhaus, wozu *Wolfersdorf* et al. (1984) in der Arbeitsgruppe „Suizidalität im psychiatrischen Krankenhaus" mittlerweile hinreichende Angaben machen können.

Das Vorkommen des endomorph-zyklothymen Achsensyndroms und zyklothyme Mischbilder nach Berner im Krankengut der Nervenklinik eines Bezirkskrankenhauses

S. Haß und *K.-D. Waldmann*

Die Substratbedingtheit psychopathologischer Symptome ist die Grundlage der Syndromlehre nach *Berner*. Die von ihm konzipierten Achsensyndrome sind eine Zusammenfassung von Symptomen, deren klinisches Bild sie mit großer Wahrscheinlichkeit mit Funktionsstörungen in bestimmten Hirnstrukturen in Verbindung bringt. Das betrifft insbesondere das endomorph-zyklothyme Achsensyndrom und die zyklothymen Mischbilder.

Der Störungsschwerpunkt des endomorph-zyklothymen Achsensyndroms wird im limbischen System angenommen. Charakterisiert ist es klinisch durch das abgesetzte Auftreten von Störungen des Antriebs, der Befindlichkeit und Affizierbarkeit und durch das Betroffensein von Biorhythmen.

Bei den zyklothymen Mischbildern soll die Funktionsstörung vorwiegend im retikulären System liegen. Ihr Kennzeichen ist ein rasches Alternieren von Verschiebungen in den verschiedensten thymopsychischen Funktionsbereichen mit entsprechenden Auswirkungen auf noopsychische Bereiche.

Häufigkeit und Verhalten der genannten pathogenetischen Syndrome wurden im Krankengut der Nervenklinik des Bezirkskrankenhauses Plauen untersucht anhand der Krankengeschichten von 380 Patienten, die von 1970 bis 1980 unter den Diagnosenummern 295 und 296 der WHO-Krankheitsklassifikation 8. und 9. Revision behandelt worden waren.

Es handelte sich dabei um 261 Patienten mit 644 Behandlungen mit affektiven und 119 Patienten mit 288 Behandlungen mit schizophrenen Psychosen.

Bei den *schizophrenen* Psychosen ergab die Anwendung der Kriterien nach *Berner*, daß 16% als Erkrankungen des endomorph-zyklothymen Achsensyndroms anzusehen waren. Bei den *affektiven* Psychosen konnte in 70% der Erkrankungen das endomorph-zyklothyme Achsensyndrom nachgewiesen werden, davon in 54% als reines Achsensyndrom und in 16% als Zustandsbilder mit Biorhythmusstörungen. Die restlichen 30% affektiver Psychosen waren achsensyndromfrei.

Die reinen Achsensyndrome traten als endomorph-depressive, endomorph-manische und endomorph-bipolare Syndrome auf, die Zustandsbilder mit Biorhythmusstörungen als Zwischenformen (klinisch vergleichbar der ängstlich-agitierten Depression), Mischbilder mit Biorhythmusstörungen und stabile Mischzustände.

Die achsensyndromfreien Zustandsbilder waren hauptsächlich vertreten durch uncharakteristisch-antriebsverminderte Depressionen, Zwischenformen und Mischbilder ohne Biorhythmusstörungen.

Innerhalb des endomorph-zyklothymen Achsensyndroms überwog deutlich die endomorphe Depression. Während sie bei 116 von 205 Patienten, bzw. bei 257 von 507 Erkrankungsphasen gefunden wurde, traten nur bei 6 Patienten ausschließlich endomorph-manische Phasen auf.

Bei mehrphasigen Krankheitsverläufen ist das endomorph-zyklothyme Achsensyndrom keine stabile Größe. Es kann sowohl zum Verlust als auch zum Neuauftreten der Merkmale dieses Syndroms kommen. In reichlich einem Drittel der Fälle, die ein rein endomorph-zyklothymes Achsensyndrom im Krankheitsverlauf boten, war eine solche Instabilität zu beobachten, mit gleichen prozentualen Anteilen von Verlust und Zuwachs und einer besonderen Tendenz zum Wechseln bei der unspezifisch-antriebsverminderten Depression. Relativ häufig wurde ein Übergang vom zyklothymen in das organische Achsensyndrom gefunden, nicht aber umgekehrt. Das zeigt möglicherweise eine Entwicklungsrichtung im Krankheitsverlauf an, bei der dem organischen Achsensyndrom die Bedeutung eines Endzustandes zukäme.

Die Untersuchung des Krankengutes hinsichtlich des Verhaltens der Mischbilder hat die *Berner*sche Feststellung, daß ihr klinisches Bild zu diagnostischen Fehldeutungen häufig Anlaß gibt und sie in schweren Fällen als Schizophrenie angesehen werden, voll bestätigt.

Mischbilder, die achsensyndromfrei für die Dauer einer ganzen Erkrankungsphase auftraten, waren innerhalb der Patientengruppe, die ursprünglich den schizophrenen Psychosen zugehörte, mit 9,5% mehr als doppelt so häufig wie bei den primär affektiven Psychosen mit 4%.

Insgesamt häufiger wurden die Mischbilder allerdings als kurze Zwischensymptomatik im Verlauf von Einzelerkrankungsphasen gefunden. Bemerkenswerterweise lag auch hier der Anteil bei den zyklothymen Erkrankungen, die primär schizophren gedeutet worden waren, wesentlich, um das 6fache, höher als bei den primär affektiven Psychosen.

Achsensyndrome sind rein pathogenetische Syndrome und lassen keine Aussage über ihre vermutliche Ätiologie zu. Nach *Berner* sind familiäre Belastung und/oder mehrfach anlaßloses Auftreten Bedingungen, die für den begründeten Verdacht auf Endogenität sprechen.

Danach erwiesen sich in unserer Untersuchung die Erkrankungen des endomorph-zyklothymen Achsensyndroms in 60% als endogen. Die achsensyndromfreien Zustandsbilder waren fast ausschließlich als nicht endogen anzusehen.

Als Ergebnis der durchgeführten Untersuchung kann festgestellt werden:

1. Das endomorph-zyklothyme Achsensyndrom nach *Berner* ist in der klinischen Praxis anwendbar. Es werden dadurch präzise, untereinander vergleichbare Diagnosen gestellt und eine nosologische Einengung erreicht.
2. Die affektiven Psychosen sind erwartungsgemäß zum überwiegenden Teil durch die Merkmale des endomorph-zyklothymen Achsensyndroms gekennzeichnet.
3. Die Diagnose Schizophrenie ist bei der Orientierung an den Symptomen dieses Achsensyndroms seltener zu stellen (im untersuchten Krankengut zu 16%).
4. Die Kenntnis der Mischbilder nach *Berner* könnte besonders bei den schizophrenen Psychosen zu einer verbesserten Diagnostik beitragen.
5. Die Anzahl endogener Zyklothymien in einem beliebigen psychiatrischen Krankengut wird bei Anwendung *Berner*scher Endogenitätskriterien geringer. Dabei ist die Zahl vermutlich endogener Psychosen unter den Erkrankungen des endomorph-zyklothymen Achsensyndroms deutlich höher.
6. Als weiterführend könnte sich die Beachtung von Symptomen des zyklothymen Achsensyndroms besonders in Zweifelsfällen und bei allen bisher scheinbar eindeutig umweltbedingten Störungen erweisen. Der Nachweis des endomorph-zyklothymen Achsensyndroms als Ausdruck ihrer substratbedingten Entstehung könnte die Konsequenz einer veränderten therapeutischen Einstellung in solchen Fällen mit sich bringen.

Depressionen im poliklinischen Betreuungsbereich

R. Lazarus und *F. Ficker*

Der Schwerpunkt der Betreuung depressiver Gesundheitsstörungen hat sich zunehmend in den ambulanten Sektor verlagert. Die moderne Depressionsforschung kann deshalb nur in Zusammenarbeit zwischen Hochschulpsychiatrie und Psychiatrie des Gesundheitswesens erfolgreich sein. Aus dem großen Versorgungsbereich der nervenärztlichen Ambulanz liegen bisher noch kaum aussagefähige Informationen vor.

Ziel einer Untersuchung war es deshalb, die Häufigkeit und Relevanz depressiver Krankheitsformen sowie deren Erscheinungsweisen in der psychiatrischen Grundbetreuung zu ermitteln.

Die Untersuchungen stützen sich auf eine für ein begrenztes Territorium repräsentative Gesamtstichprobe von 1421 Patienten, die 1982 mindestens einmal die Neurologisch-Psychiatrische Abteilung einer Poliklinik aufsuchten.

Depressive Syndrome waren mit 40% ($n = 556$) bemerkenswert häufig, unter den psychiatrischen Diagnosen betrug der Anteil sogar knapp 50%.

Die pathogenetisch-nosologische Aufteilung der Depressionen erfolgte nach klar definierten Klassifizierungsprinzipien. Auf Grund der in der Depressionsliteratur verbreiteten terminologischen Unsicherheit legten wir besonderen Wert auf die Präzision eindeutig abgrenzbarer diagnostischer Gruppierungen. Der Bestimmung des „Zyklothymen" wurden die diagnostischen Richtlinien *Berners* unter Beachtung seines endomorph-depressiven Achsensyndroms zugrunde gelegt.

Bei exakter Diagnostik nach diesen Kriterien ließen sich 20% der depressiven Syndrome nicht zwanglos der traditionellen Systematik zuordnen und wurden als „nicht klassifiziert" zusammengefaßt (Tab. 1). Diese Krankheitsgruppe, bei der wegen der gleichwertigen Verflechtung mehrerer pathogenetischer Faktoren keine Schwerpunktsetzung gelang, repräsentiert die Klassifikationsproblematik bei Depressionen, die aus der modernen Literatur bekannt ist.

Zwischen Geschlecht und depressiven Erkrankungen bestand eine auffällige Beziehung. Statistisch ließ sich durch einen Vergleich mit der Wohnbevölkerung sichern, daß sich Frauen häufiger als Männer in psychiatrische Behandlung begaben und noch häufiger wegen eines depressiven Zustandes. Männer mit somatogenen Depressionen waren signifikant jünger als Frauen. Männer wurden signifikant häufiger hospitalisiert.

Depressive Erkrankungen zeigten eine vielfältige Abhängigkeit vom Lebensalter. Die zweite Lebenshälfte war für die Herausbildung depressiver Syndrome besonders bedeutungsvoll. Die Patienten mit psychogenen Verstimmungen waren signifikant jünger als die mit endogenen Depressionen. Speziell für die manisch-depressive Psychose konnte die altersspezifische Morbidität mit einem Häufigkeitsgipfel im Involutionsalter durch einen Vergleich mit der Wohnbevölkerung statistisch gesichert werden.

In der modernen Literatur findet man häufig Angaben über eine Pathomorphose depressiver Symptomatik im Verlaufe der letzten Jahrzehnte. Unsere Ergebnisse bekräftigen diese Annahme und weisen auf einige Besonderheiten im Wandel der Syndrombilder hin (Tab. 2).

Tab. 1. Häufigkeitsverteilung nach pathogenetischen Gruppierungen

Pathogenetische Gruppe	Männer	%	Frauen	%	Gesamt	%
somatogene Depression	31	19,1	18	4,6	49	8,8
endogene Depression	60	37,1	182	46,2	242	43,5
psychogene Depression	31	19,1	118	29,9	149	26,8
nicht klassifizierte Depression	40	24,7	76	19,3	116	20,9
Gesamt	162	100,0	394	100,0	556	100,0

Tab. 2. Syndromverteilung bei der zyklothymen Depression

Syndrom	Männer	%	Frauen	%	Gesamt	%
still-gehemmt	–	–	2	1	2	1
ängstlich-gehemmt	18	50	44	31	62	35
ängstlich-agitiert	4	11	36	26	40	23
Mischformen	7	19	27	19	34	18
vegetativ	7	20	33	23	40	23
Gesamt	36	100	142	100	178	100

Die wehmütig-still, in-sich-gekehrte, gehemmte Depression, die als Prototyp der klassischen Melancholie galt, trat kaum mehr in Erscheinung. Angst und auf die Umwelt bezogene Irritation beherrschten das depressive Erleben.

Knapp 20% der zyklothymen Syndrome zeigten uncharakteristische Konstellationen, entzogen sich den traditionellen Klassifizierungsprinzipien der manisch-depressiven Polarisierung. Sie entsprachen mit ihrer depolarisierten und rasch wechselnden Dynamik den Zwischenformen und Mischbildern im Modell der dynamischen Verschiebungen *Berners*.

Bei etwa 25% der Patienten mit einer manisch-depressiven Psychose standen vegetative Manifestationen im Vordergrund des klinischen Bildes. Dieses Ergebnis ist deshalb erwähnenswert, weil in den klassischen Lehrbuchbeschreibungen lediglich die psychischen Phänomene als Leitlinien ür die Diagnose und als Zielsymptome für die Therapie im Mittelpunkt stehen. In der Depressionsforschung der letzten Jahre ist die Tendenz erkennbar, den Stellenwert der somatischen Manifestationen von der Peripherie der endogenen Depression über die Beschreibung neuer Depressionsformen wie „depressio sine depressione" in das Zentrum endomorph-depressiver Syndrome zu verlagern. Die Projektion ins Somatische war auch bei den psychogenen und nicht klassifizierbaren Depressionen in unserer Stichprobe bemerkenswert.

Paranoide Reaktionsbilder waren relativ häufig und kamen nicht nur bei schweren Krankheitsformen vor. 55% der Patienten mit zyklothymen Psychosen reagierten wahnhaft. Innerhalb der Wahninhalte stand die Leibgefährdung bei 40% der Patienten im Vordergrund. Der Schuldwahn, der von der klassischen Psychiatrie als ein zentrales depressives Syndrom beschrieben wurde, nahm mit 30% nur den zweiten Platz in der Rangreihe ein. Das Verarmungsthema spielte kaum eine Rolle. Neben den typischen zyklothymen Themenkreisen traten mit 25% bemerkenswert häufig wahnhafte Beziehungs-, Beeinträchtigungs- und Verfolgungsgedanken auf. Letztere Wahninhalte ordneten sich bei eindeutig bestimmbaren zyklothymen Psychosen im Gegensatz zu traditionellen Konzepten zwanglos in die depressive Symptomatik ein. Nach den modernen theoretischen Modellen *Janzariks* und *Berners* kann sich grundsätzlich nicht nur holothymes, sondern auch katathymes Material im zyklothymen Erleben paranoid entfalten.

Syndrom- und Wahnspezifik zeigten bei Depressionen im Rahmen einer manisch-depressiven Krankheit eine signifikante Abhängigkeit vom Lebensalter. Die Ergebnisse zeigen plastisch den Gestaltwandel der psychopathologischen Erscheinungen im Lebensverlauf. Die ängstlich-gehemmte Depression war mit etwa 70% der bestimmende Prägnanztyp des frühen und mittleren Lebensalters, wobei innerhalb der paranoiden Reaktionsbildung Schuldinhalte dominierten. Jenseits der Lebensmitte wurde das Erscheinungsbild wesentlich bunter und durch das Auftreten von atypischen Mischformen, durch die Häufung somatischer Manifestationen und durch die Zunahme der wahnhaften Beeinträchtigungs- und Verfolgungsgedanken insgesamt uncharakteristischer. Im Klimakterium und beginnenden Involutionsalter nahmen zunächst vegetative Syndrome erheblich zu, die Wahninhalte waren fast ausschließlich auf die Leibsphäre mit hypochondrischer Thematik eingeengt. Mit steigendem Lebensalter erfolgte dann eine Progression in Richtung ängstlicher Agitiertheit. Der spätzyklothyme Wahn verlagerte die Themen mehr auf die gestörte Beziehung zur Umwelt und erhielt durch das Vorherrschen abnormer Eigenbeziehungen und Verfolgungsgedanken sein alterstypisches Kolorit.

Zusammenfassend weisen die empirischen Ergebnisse unserer Untersuchung darauf hin, daß die idealtypischen zyklothymen Leitbilder der klassischen deutschsprachigen Psychiatrie, die bis heute die psychiatrischen Lehrbücher durchziehen, als allgemeingültiger Maßstab für die reale Vielfalt depressiver Krankheitsbilder in Frage zu stellen sind.

Berner vermittelt unter Verwendung des *Janzarik*schen Modells eine moderne Depressionsauffassung, deren Wert in einer mehrdimensionalen und dynamischen Betrachtungsweise liegt. In der praktisch-klinischen Diagnostik sollten das Konzept der dynamischen Verschiebungen und das endomorph-zyklothyme Achsensyndrom mehr Beachtung finden.

Evaluation depressiver Syndrome auf einer sektorisierten psychiatrischen Basisstation

E. Burger und *I. Finger*

Angesichts der Tatsache, daß in den letzten 20 Jahren ein deutlicher Anstieg der sichtbaren Häufigkeit depressiver Erkrankungen zu verzeichnen ist, zugleich aber auch vor einer inflationären Ausweitung des Begriffes „Depression" gewarnt wurde, interessierte uns in diesem Zusammenhang die Wertigkeit depressiver Syndrome in unserer Klinik bzw. bei unserem Patientengut.

Gleichzeitig leitete uns die Überlegung, daß die neuroendokrinologische und endokrinologische Erforschung depressiver Syndrome die klinische Psychopathologie weiterhin als Bezugssystem für die psychiatrische Diagnostik anerkennt, da diese durch die endokrinologische Forschung weder bestätigt noch widerlegt werden konnte.

Wir erstellten eine Analyse der von uns 1984 behandelten Patienten eines Stadtbezirks auf einer sektorisierten psychiatrischen Basisstation, indem wir die diagnostische Zuordnung der endogenen Psychosen nach *Leonhard* zugrunde legten.

Wir behandelten insgesamt 324 Patienten einer Gesamtpopulation von etwa 140000 Einwohnern. Die 138 behandelten Psychosen teilen sich auf in 64 heilbare und 74 schizophrene Psychosen (davon 52 unsystematische und 22 systematische Formen). Abnorme Persönlichkeiten, neurotische Entwicklungen bzw. Neurosen fanden sich bei 31 Patienten, auf organischer Grundlage basierende Erkrankungen wie z. B. Epilepsie, Schwachsinn u. a. *nachgewiesenen* frühkindlichen Hirnschädigungen wurden 29 Patienten aufgenommen. Alkohol- und Suchtpatienten sind mit 126 am Gesamtkrankengut vertreten.

Auf die 324 Aufnahmen entfielen 94 Patienten mit depressiven Syndromen der verschiedensten diagnostischen Zuordnung, das sind 29% aller Aufgenommenen. Nachfolgend die zahlenmäßige Aufstellung:

16 Patienten manisch-depressive Krankheit
7 Patienten monopolare Depressionen
3 Patienten zykloide Psychosen
8 Patienten Zyklothymie
15 Patienten Schizophrenie
12 Patienten depressive Reaktionen
3 Patienten reaktive Depression
3 Patienten Neurose
3 Patienten auf organischer Grundlage basierend
11 Patienten primäre Fehlentwicklung
13 Patienten Suchtproblematik.

5 Patienten mit depressiven Reaktionen waren weniger als 3 Tage bei uns, so daß die diagnostische Zuordnung nicht unbedingt zuverlässig ist. Es handelte sich um Überweisungen aus der ITS des zuständigen Allgemeinkrankenhauses, bei denen keine Behandlungsbereitschaft erzielt werden konnte.

Suizidversuche führten knapp über ein Drittel, nämlich 34 der 94 Patienten vor der stationären Einweisung durch. 4 von 8 Patienten mit Psychose und SV suizidierten sich im Laufe der stationären Behandlung (3 schirophrene, 1 heilbare Psychose). Die übrigen Suizidversuche verteilen sich zu 9 auf depressive Reaktionen, 9 mit primärer Fehlentwicklung und 8 Patienten wegen Alkohol- oder Medikamentenabhängigkeit.

Die Analyse der psychopharmakologischen Therapie, die unabhängig vom Krankheitsbild durchgeführt wurde, bestätigte uns nochmals unsere diagnostische Zuordnung. Auffallend ist der breite Einsatz fast sämtlicher Antidepressiva bei den depressiven Erkrankungen der MDK. Die Nähe der diagnostischen Zuordnung der Zyklothymie zur MDK wird durch die etwa gleiche Anwendung, allerdings in geringerer Dosierung, der verschiedensten Antidepressiva deutlich. Besonders auffallend ist die überwiegende Monotherapie von Antidepressiva bei den monopolaren Formen der Depressionen. Dieses Resultat könnte Ausdruck der Vielgestaltigkeit der Depressionen bei MDK sein, möglicherweise aber auch auf ein Nachgeben des Therapeuten gegenüber den meist lebhafter vorgetragenen depressiven Störungen der MDK-Kranken hindeuten. Während bei den reaktiven Depressionen Antidepressiva in Monotherapie eingesetzt werden, finden diese bei den depressiven Reaktionen nur noch in knapp der Hälfte der Fälle Anwendung. Die depressiven Syndrome bei de

Schizophrenen fanden wir bis auf zwei Ausnahmen bei den unsystematischen Schizophrenien, 7 affektvolle Paraphrenien und 6 periodische Katatonien. Der affektvollen Paraphrenie liegt eine affektive Störung zugrunde, die sich anfangs häufig in depressiven wie auch ekstatischen Schwankungen äußert. Daneben besteht besonders im Beginn der Erkrankung noch eine gut erhaltene affektive Ansprechbarkeit, letztere ist auch für die von uns häufig beobachtete Suizidgefährung der periodischen Katatonie verantwortlich, indem krankheitsbedingte Einschränkungen registriert und depressiv verarbeitet werden. Die medikamentöse Behandlung erfolgte als Monotherapie mit Antidepressiva, allerdings in Kombination mit Neuroleptika.

Unsere Studie zeigte, daß depressive Syndrome auf einer psychiatrischen Basisstation häufiger als erwartet zur Behandlung kommen und bekräftigt nach unserer Meinung die Notwendigkeit der Erarbeitung von Therapiestandards für die verschiedenen Diagnosegruppen.

Primäre, nicht pharmakogene Depressionen bei Schizophrenie

I. Huszár

Depressionen, die im Krankheitsverlauf der Schizophrenie auftreten, sind seit langem bekannt: sie kommen bereits um die Jahrhundertwende bzw. in der Fachliteratur der ersten Hälfte unseres Jahrhunderts fast bei allen namhaften Autoren zur Erwähnung (*Griesinger*, *Kraepelin*, *Bleuler*, *Bumke*, *Mayer-Gross*, usw.). Trotzdem rückte das Problem erst im Anfang der 60er Jahre in den Vordergrund, vornehmlich im Zusammenhang mit der zunehmenden Ausbreitung der Verwendung von verschiedenen Psychopharmaka und im Anschluß daran der Schilderung der zutage tretenden Symptom- und Syndromwandel. Aber auch in den 80er Jahren kommt diese Problematik immer wieder zur Sprache, werden doch die Beobachtungen der 60er Jahre angesichts der Verfeinerung der diagnostischen Methoden der Depressionen sowie der angehäuften, zwischendurch ungeheuer groß gewordenen Erfahrungen mit Psychopharmaka anders interpretiert.

Die Häufigkeit des Vorkommens von Depressionen im Krankheitsverlauf von Schizophrenien wird innerhalb von äußerst breit gezogenen Grenzen (20 bis 70%) angegeben. Autoren, die sich eindringlich mit dieser Problemaitk auseinandersetzen, schätzen diesen Wert meistens auf über 50%. Nach *Becker*, *Singh* et al. konnten bei der Hälfte der Schizophrenen – zu einem bestimmten Zeitpunkt ihrer Erkrankung – depressive Symptome registriert werden. *Martin* et al. schätzten den Prozentsatz des Risikofaktors von Depression auf 66. *Möller* und *Zerssen* fanden bei ihren Patienten zu 56 Prozent mindestens eine Woche lang dauernde Verstimmung während ihrer stationären Behandlung.

Depression kann in jeder Phase des Krankheitsverlaufs von Schizophrenie vorkommen. Der Übersichtlichkeit halber gehen wir von der von *Gross* und *Huber* verwendeten Gruppierung aus. Dieser Unterteilung zufolge können wir der Depression in folgenden Phasen der Schizophrenie begegnen:

1. Vorposten-Syndrome der Schizophrenie
2. Prodrome der Schizophrenie
3. Psychotische Erstmanifestationen und Relapse
4. Postpsychotische Zustände
5. Residualzustände (reine und gemischte Defekte).

Um Mißverständnisse zu vermeiden: Durch die Bezeichnung *primär* wollten wir zum Ausdruck bringen, daß wir uns mit Depressionen zu beschäftigen beabsichtigen, welche der Erkrankung selbst entspringen. Zur gleichen Zeit müssen wir hervorheben: In der angelsächsischen Literatur wird *jede* Spielart von Depression, die bei Schizophrenie auftritt, als sekundär bezeichnet.

1. Die *Vorposten-Syndrome der Schizophrenie* lassen sich mit der Schizophrenie ausschließlich bei Längsschnittuntersuchungen in Zusammenhang bringen, weil sie aspezifisch sind und dem Erscheinen des akuten Krankheitsbildes Jahre vorauseilen können. Laut der Definition von *Gross* und *Huber* stellen diese wochen- oder monatelang andauernde Phasen dar, die mit asthenischen, vegetativen, coenästhesischen und sehr oft mit depressiven Symptomen verknüpft sind. *Niessen* entdeckte die Schizophrenie im Laufe der Längsschnittuntersuchung von 105 an schwerer Depression leidenden Kindern (Durchschnittsalter: 9,1 Jahre) bei 8,6 Prozent, welche Zahl die geschätzte Schizophrenie-Inzidenz (ein Prozent) weit übertraf. Die chronisch-depressiven Syndrome interpretierte er als Vor- bzw. Früherscheinungsform der Schizophrenie.

2. Auch die *prodromalen Symptome der Schizophrenie* weisen keine Besonderheiten auf und werden ebenfalls erst im nachhinein interpretiert. Im Laufe der soeben erwähnten Längsschnittuntersuchung fanden sich zu 36,7 Prozent monatelang andauernde prodromale Symptome. Doch diese depressiven Syndrome bzw. asthenisch-coenästhesischen Zustände von depressiver Färbung kamen weit spärlicher vor (13,6 bzw. 8,7 Prozent) als bei Vorposten-Syndromen. *Herz* hingegen fand die dysphorisch-affektiven Symptome als Prodrom von Relapsen häufig. Zwar ist das sog. *initiale Syndrom* von den prodromalen Symptomen nur schwer abzusondern, gleichwohl muß es bereits als ein Zeichen der Erkrankung gewertet werden: das initiale Syndrom bedeutet

den anfänglichen, einstweilen verborgenen Krankheitsverlauf der Psychose (*Mayer-Gross*). Diese Phase der Krankheit ist oft depressiv gefärbt: verminderter Antrieb, Verlangsamung, Dysphorie usw. stehen im Vordergrund.

3. Bei Längsschnittuntersuchung von *psychotischen Zuständen und Relapsen* kommt es häufig vor, daß die depressiven Symptome in der Anfangsphase nicht erkannt und erst nach Verdrängung der schizophrenen Symptome meistens nach intensiver Behandlung mit Psychopharmaka beobachtet werden. Zahlreiche Autoren haben die Aufmerksamkeit auf diese Erscheinung gelenkt (*Helmchen* und *Hippius*, *Hippius* und *Selbach Haase*, *P. Müller* usw.), und weil ihr Auftauchen während der neuroleptischen Behandlung registriert wurde, taufte man sie „pharmakogene Depression". Diese Auffassung hält unseren heutigen Kenntnissen nicht mehr stand, bzw. sie wird lediglich in stark modifizierter Form gebilligt, weil zahlreiche nachträgliche Untersuchungen ihre Existenzberechtigung in Zweifel gezogen haben. *Möller* und *von Zerssen* haben die Aufnahme- bzw. Entlastungsdaten von 280 Schizophrenen verarbeitet. Sie heben hervor, daß sie bei der Aufnahme akuter schizophrener Psychotiker nicht nur die Symptome der produktiven Schizophrenie charakteristisch gefunden haben, sondern auch verschiedene Spektren depressiver Symptome. Zum Zeitpunkt der Entlassung waren depressiv-apathische Symptome aufweisende Syndrome hoch signifikant anwesend, gleichwohl auf die Hälfte der Ausgangswerte reduziert. Auch die Häufigkeit schwererer Formen verringerte sich im Zeitraum zwischen dem Zeitpunkt der Aufnahme und der Entlassung erheblich. In jedem beobachteten Fall wurde neuroleptische Behandlung erteilt, was die Rückentwicklung der produktiven Symptome der Schizophrenie zur Folge hatte. Im gesamten Krankengut zeigte sich im späteren nur zu 14 Prozent Depression, ohne daß bei der Aufnahme depressive Symptome hatten nachgewiesen werden können. Es wurde auch angenommen, die bei der Aufnahme bereits vorhandene Depression hänge unter Umständen mit der Gabe von Neuroleptika zusammen (Therapie, die der Aufnahme vorausgeht), doch das Nachlassen der depressiven Zustände im Laufe der Therapie hebt eindeutig die Bedeutung der *morbogenen* Komponente hervor. Ähnliche Ergebnisse hatten mit verschiedenen Dokumentationsmethoden durchgeführte Untersuchungen (*Zerssen*, *Shanfield* et al., *Hirsch-Knight* usw.): die Depression fanden genannte Autoren stets *im Beginn* der Psychose ausgeprägter. *Martin* und Mitarbeiter haben die Beobachtung gemacht, die depressiven Symptome seien dann ausgeprägter, wenn auch die Symptome der Schizophrenie schwer sind oder sie in der Phase der Remission seltener sind. Unter Berufung auf *E. Bleuler* vertreten *Becker* et al. die Auffassung, das depressive Syndrom sei die häufigste akute Störung bei der Schizophrenie und gehöre eng zu deren Krankheitsverlauf. *Bitter* und *Pethő* haben eine Korrelation zwischen dem Schweregrad der schizophrenen Psychose und der Depression gefunden, doch konnten sie einen signifikanten Zusammenhang zwischen der neuroleptischen Behandlung und der Depression nicht nachweisen. Ein Teil der Untersuchungen ist auf die Schilderung der psychopathologischen Charakteristika der Depression ausgerichtet (*Becker*, *Singh* et al., *Herz* usw.). Starrheit, Leere, Selbstunsicherheit werden im Gegensatz zu intensiven Erscheinungen und Selbstbeschuldigungen für wichtig gehalten bzw. werden Züge wie Argwohn der depressiven Schizophrenen, der Verlust ihrer sozialen Aktivität, die Armut ihrer sozialen Funktionen hervorgehoben. Auch der Zusammenhang von Depression und Verhalten ist nicht so klar und eindeutig, wie das bei endogenen Depressionen der Fall ist. Der Charakter der Symptome wird bei endogenen Depressionen bzw. bei schizophrenen Depressionen (*Becker* et al.) für *qualitativ* verschieden gehalten. Viele führen zur Begründung der Sonderstellung schizophrener Depressionen das Argument an, die neuroleptisch-antidepressive Therapie sei sogar bei schwereren Fällen der Depression nicht effektvoller als die ausschließlich neuroleptische. *Martin* et al. sehen den Unterschied darin, daß die schizophrene Depression keine „biologische Einheit" mit primär affektiven Krankheitsbildern bilde. Auf Grund ihrer eigenen Untersuchungen meinen *Hinterhuber* und *Neumann*, das depressive Syndrom, das im Krankheitsverlauf der Schizophrenie zutage tritt, sei eindeutig krankheitsabhängig (morbogenen Ursprungs), doch sie fügen hinzu, daß es auch von äußeren sozialen Umständen beeinträchtigt werde und beide auch sekundäre Störungen bewirken können. Eine therapeutische Schlußfolgerung, die aus dem Gesagten folgt, ist, daß die verschiedenen Formen der Therapie integriert werden müssen.

4. Unter der Bezeichnung *postpsychotische asthenische Zustände* faßt *Huber* wochen- oder monatelang andauernde reversible Zustände zusammen. Meistens handelt es sich um einen

Krankheitszustand von depressiver Färbung, der von mehreren Autoren als *postpsychotische Depression* bezeichnet wird, während andere die Benennung *postpsychotisches Erschöpfungssyndrom* verwenden (*Heinrich*). Die verschiedenen Bezeichnungen setzen unterschiedliche Pathomechanismen voraus: die Depression wird teils als pharmakogen aufgefaßt (s. o.), teils als reaktiv. Vertreter letzterer Auffassung nehmen an, sie entstünde als Ergebnis der Verkraftung der Erlebniswelt der Psychose (*Heinrich, Mandel* et al., *McGlashan-Carpenter*). Die Bezeichnung *akinetische Depression* entspringt jenen Untersuchungen, die auf Nebenwirkungen der neuroleptischen Behandlung (vor allem Akinesie, Akathisie) ausgerichtet waren und die Aufmerksamkeit darauf lenkten, daß diese Krankheitsformen wie Depression wirken. Ihre richtige Erkennung ist aus dem Grunde von Belang, weil sie keine antidepressive oder neuroleptische Therapie notwendig machen: die Genesung erfolgt auf eine Antiparkinson-Therapie (*Rifkin*). Es wird auch vermutet, manche Patienten antworten auf die extrapyramidale Beschädigung mit psycho-reaktiver Depression (*Hartmann* et al. *Putten* und *May, Rifkin*).

Postpsychotische Depressionen kommen bei Schizophrenen nach *McGlashan* und *Carpenter* zu 50 Prozent vor. Den in Remissionsphase durchgeführten Untersuchungen wurde mit gutem Recht scharfe Kritik zugefügt, weil sie keine Unterscheidung machten zwischen zu Beginn der Therapie im Durchschnittsbild bereits bestehenden und sich aufrechterhaltenden Depressionen bzw. denjenigen, die im Laufe der Behandlung zutage traten. Deswegen wird sogar die Bezeichnung nicht für richtig gehalten. Die Depression durchzieht oft sogar den Postremissionsabschnitt, weil sie sich meistens nur langsam lockert (*Shanfield* et al.). Ein wichtiges Argument gegen ihren pharmakogenen Ursprung ist, daß das postpsychotische Erschöpfungssyndrom in der Bonner Längsschnittuntersuchung (*Huber-Gross-Schüttler*) auch bei Patienten beobachtet werden konnte, denen keine Psychopharmaka erteilt worden waren. Auch die Variante dieser Problemstellung, Depression trete lediglich unter der Bedingung lange dauernder Depot-Therapien auf, kam zur Sprache, doch mit gezielten Untersuchungen konnte auch diese Annahme widerlegt werden (*Hirsch* und *Knight*).

In ihrem Ganzen lassen all diese Beobachtungen vermuten, daß die Ursache postpsychotischer Verstimmungszustände vornehmlich in der Erkrankung selber zu suchen ist. In der Kenntnis jener Schwierigkeiten aber, denen sich der Schizophrene in diesem Abschnitt seiner Erkrankung zu stellen hat (Konfrontation mit der Krankheit, existenzielle wie Adaptationsprobleme usw.), bleiben erlebnisreaktive Faktoren nur selten aus. Auch wenn Medikamente Depression in der angenommenen Form nicht auslösen, können sie indirekt (extrapyramidale Wirkung) dennoch zu deren Entstehung beitragen.

5. Depression kommt auch in Residualzuständen häufig vor. In den jüngst vergangenen Jahrzehnten wuchs der Prozentsatz der genesenen Fälle ebenso wie die Häufigkeit nichtspezifischer, symptomarmer Basis-Syndrome sowie reiner Defekte. Dies wird als ein von den Neuroleptika erzeugter Symptomwandel angesehen. In diesem Zusammenhang erscheint also die Depression als eines der Symptome eines weit leichteren, symptomarmen Residiuums, welcher Residualzustand durch niedrig dosierte Neuroleptika erfolgreich in Gleichgewicht gehalten werden kann. In manchen Fällen kann nicht erkannte Akinesie die Residualsymptome intensiver gestalten.

Mehrere Autoren beurteilen die im Krankheitsverlauf der Schizophrenie auftretende Depression vom Aspekt der Prognose der Schizophrenie aus als günstig (*Vaillant, Huber*). Andere vertreten hingegen abweichende Meinungen (*Becker* et al., *Becker Singh* et al.). Sie weisen darauf hin, daß das Vorhandensein der Depression die suizide Gefahr besonders im Anfangsstadium der Schizophrenie erheblich steigert, während eine Depression, die sich in die Länge zieht, die Arbeitsfähigkeit besonders im Remissionsabschnitt schwächt. Ebenfalls ungünstig gefunden wurde der Auftritt der Depression auch vom Gesichtspunkt der Relapse aus. Relaps erfolgte bei jenen, die im Krankheitsverlauf der Schizophrenie depressive Zustände zeigen, zu 64 Prozent; bei jenen hingegen, die keine Depression hatten, lediglich zu 19 Prozent.

Psychosen mit depressiver Symptomatik bei Epilepsiekranken

H. Broeker; D. Müller; W. Felber

Einleitung

Nachdem auf dem Anfallssektor in den letzten 20 Jahren erhebliche Fortschritte erreicht werden konnten, machen psychiatrische Problemstellungen wieder einen bedeutsamen Anteil in der modernen Epilepsieforschung aus. Die Psychosen gehören zu den seltenen, aber praktisch wichtigen Komplikationen bzw. Zusatzerkrankungen bei der Langzeitbetreuung erwachsener Epileptiker. Das Problem der Psychopathologie der Epilepsien besteht weniger in der Beschreibung der psychiatrischen Syndrome als im Nachweis sicherer Beziehungen zwischen den Epilepsien und einem solchen Syndrom. Bei der Kürze dieses Beitrages wollen wir hier nichts Theoretisch-Grundsätzliches zur wissenschaftlichen Problematik und Klassifikation epileptischer Psychosen aussagen, sondern kurz über unsere eigenen Patienten mit depressiven Psychosen berichten.

Klosterkötter (1984) fordert als Kriterien für eine „Psychose bei Epilepsie" die folgenden drei Definitionsmerkmale:

1. Nachweis eines Anfallsgeschehens und damit nicht nur von Spitzenpotentialen oder temporalen Herden im EEG.
2. Die Reversibilität des Psychosyndroms und somit eine Abgrenzung von den bei Epilepsiekranken bekannten psychischen Dauerveränderungen.
3. Somatogenese und damit körperliche Begründbarkeit der Psychose.

Der 3. Punkt ist aus unserer Sicht der umstrittenste. Ihm könnten wir nur zustimmen, wenn man mit *Helmchen* (1975) und *Huber* (1977) die Somatogenese aller nicht reaktiven Psychosyndrome bei Epilepsiekranken unterstellt und damit die körperliche Begründbarkeit sehr weit faßt.

Eigene Ergebnisse

Psychosehäufigkeit

Unter 536 im Erwachsenenanteil der Dresdener Anfallsambulanz geführten Kranken traten bei 18 Patienten – das sind 3,4% des Krankengutes – im Laufe einer vieljährigen Behandlung Psychosen auf, die den o. g. Definitionskriterien gerecht werden. Dieser Prozentsatz liegt niedriger als die 4,9%, die *Alsen* (1980) in seinem Patientengut fand.

Die Mehrzahl aller Autoren stimmt dahingehend überein, daß Affektpsychosen bei Epilepsiekranken als Rarität zu betrachten sind. Dieser Aussage können wir im Grundsatz zustimmen. Manische Psychosen haben wir bei unseren Anfallskranken überhaupt nicht gesehen. Aber bei 7 Patienten – das entspricht 1,3% des Krankengutes – wurde wegen einer Psychose mit depressiver Symptomatik eine klinisch-stationäre Behandlung erforderlich und im eigenen Hause durchgeführt. Das heißt auch bei unseren psychotischen Patienten dominierten wie bei anderen Beschreibern die Psychosen mit schizoformer Symptomatik. *Mendez* et al. (1986) teilen mit, daß 55% ihrer 175 ambulant behandelten Epilepsiepatienten über Depressionen berichten. Außerdem erwähnen sie, daß Epileptiker viermal häufiger wegen Depressionen hospitalisiert waren als Nichtepileptiker, während sich diesbezüglich unsere Patienten ja kaum negativ von der Durchschnittsbevölkerung abheben. Zu diesen Vergleichszahlen muß aber bemerkt werden, daß der Depressionsbegriff im angloamerikanischen Schrifttum weiter gefaßt wird, während wir bei den hier beschriebenen Kranken von psychotischen Depressionen mit endogenomorpher Bereitstellung ausgegangen sind.

Patientendaten und Diskussion

Aus Platzgründen kann auf Einzelangaben zu den Kranken nicht eingegangen werden. Es kann betont werden, daß es sich bei unseren Patienten um ein sehr chronisches Krankengut handelt, welches in einer seit über 15 Jahren arbeitenden Anfallsambulanz betreut wird, wobei eine Therapie stattfand, die Antiepileptika (AE)-Serumspiegelergebnisse wesentlich mit berücksichtigte. Psychotische Zustandsbilder als Folge von AE-Intoxikationen mußten wir nicht beobachten. Auch waren in diesem Patientengut keine sog. Alternativpsychosen anzutreffen. Im Hinblick auf die Epilepsieklassifikation sei gesagt, daß wir sehr strenge und EEG-Kriterien berücksichtigende Maßstäbe anlegten, woraus auch für das Gesamtkrankengut ein relativ hoher Anteil an unklassifizierbaren Epilepsien resultiert.

Die Zeitdauer der Epilepsieverläufe bis zum Psychoseausbruch schwankt bei uns sehr stark, betrug aber bei der Mehrzahl der Kranken mehr als 10 Jahre und steht damit in Einklang mit der Literatur. Bemerkenswert ist, daß alle Patienten vor Ausbruch der Psychose Phenytoin oder Primidon verordnet bekamen; Ilona K. setzte jedoch ihr Medikament von sich aus ab und bei Anni P., über die unten berichtet wird, hatten wir es stark reduziert.

Bei den hier erwähnten psychischen Erkrankungen handelt es sich um ohne Bewußtseinstrübungen einhergehende und interiktal auftretende Affektpsychosen. Sie werden von einigen Autoren den körperlich begründbaren reversiblen Psychosyndromen zugerechnet. Bei 6 der 7 Kranken kann eine hirnorganische Schädigung als Krankheitsgrundlage angenommen werden, denn es finden sich Grundkrankheiten wie Zustand nach Impfenzephalitis und CO-Intoxikation sowie Gefäß- und Stoffwechselerkrankungen und ein Lupus erythematodes in der Anamnese. Aber bei keinem unserer Patienten fand sich ein pathologischer CT-Befund, und einen temporalen EEG-Fokus sahen wir nur in einem Falle.

Im Hinblick auf die Therapie ist zu bemerken, daß bei allen Patienten jetzt eine AE-Monotherapie vorgenommen wird. Diese erfolgt in 4 Fällen mit Karbamazepin. Von diesen 4 Patienten kommen 3 ohne zusätzlichen Einsatz von Psychopharmaka aus. Bei 3 Kranken setzten wir jeweils nach der 2. depressiven Phase Lithium erfolgreich zur Psychose-Rezidivprophylaxe ein. Zur Chronifizierung der Affektpsychosen kam es in keinem Falle. 5 der 7 Patienten sind komplett anfallsfrei und vollberuflich tätig.

Mit der folgenden Einzelfalldarstellung hoffen wir, einen Beitrag zur aktuellen Thematik der antipsychotischen Wirkung von AE leisten zu können: Die jetzt 55jährige Frau erlitt 1950 den 1. tonisch-klonischen Anfall, erhielt aber zunächst keine AE. 1964 trat bei ihr eine Psychose mit schizoformer Symptomatik auf. Die Patientin wurde stationär behandelt und dabei auf AE eingestellt. Darunter blieb sie jahrelang anfalls- und beschwerdefrei. Nach 5jähriger Anfallsfreiheit begannen wir 1979 mit dem systematischen Absetzen der Medikamente. Unter nur noch 50 mg Phenytoin kam es im Sommer 1981 zu einer schweren ängstlich-agitierten Depression, die einer halbjährigen Klinikbehandlung bedurfte. Nach Umstellung auf Karbamazepin trat eine Rekompensation ein. Inzwischen ist die Patientin unter täglich 500 mg Finlepsin® seit 17 Jahren anfalls- und seit 7 Jahren psychosefrei.

Schlußbemerkungen

Übereinstimmend mit *Diehl* (1985) ist festzustellen, daß bei Psychosen von Epilepsiekranken die früher beschriebene Gleichrangigkeit antiepileptischer und neuroleptischer Therapie einer schwerpunktmäßigen Behandlung mit AE gewichen ist. Diese Medikamente – insbesondere Karbamazepin – spielen auch eine nicht zu unterschätzende Rolle in der Psychoseprophylaxe. Aus unserer Sicht ist es ganz besonders wichtig, beim gleichzeitigen Vorliegen von zwei Erkrankungen mit Rezidivierungsneigung, die Patienten zu einer guten Compliance zu bewegen und sie zu einer praktisch lebenslangen medikamentösen Behandlung zu motivieren.

Zur rechnergestützten Befundanalyse depressiver Psychosen

G.-E. Kühne, G. Koselowski und *H.-D. Hempel*

Zu den gegenwärtigen Anforderungen an die medizinische Forschung gehört ebenfalls die Adaptation von Forschungsmethoden an neue leistungsfähige Technologien. Im Rahmen des Forschungsprojektes „Psychonervale Störungen" stellten wir uns die Aufgabe, durch eine umfassendere Nutzung der modernen Rechentechnik weitergehende Erkenntnisse hinsichtlich Diagnostik, Therapie und Prognose psychischer Erkrankungen zu gewinnen. Unsere Arbeiten stehen mit den Bemühungen in Übereinstimmung, durch Operationalisierung der Diagnostik aktuell bedeutsame Forschungsanliegen der Psychiatrie lösen zu helfen (*Heinrich* und *Beckmann* 1986).

Am Beispiel einer rechnergestützten Befundanalyse bei depressiven Psychosen der IKK (9. Revision) 296.1 soll ein Einblick in den gegenwärtigen Stand laufender Forschungsarbeiten gegeben werden. Die wissenschaftlichen Grundlagen wurden dazu mit der Generierung eines sogenannten Rechnergestützten Klassifikators (*Kühne* u. Mitarb. 1987) und der Entwicklung des Strukturierten-Psychopathologischen-Erfassungs-Systems, Variante SPES-RB (Synonym SPES-C), erarbeitet (*Hempel* und *Koselowski* 1986).

Der Rechnergestützte Klassifikator stellt ein Entscheidungssystem zur rechnergestützten Analyse und Klassifikation psychopathologischer Befunde auf der Basis von SPES-C dar. Den Ausgangspunkt bildeten umfangreiche methodische Untersuchungen zu mathematisch-statistischen und klinischen Gesichtspunkten sowie eine Datenbasis von 4881 SPES-Befunden zu unterschiedlichen psychiatrischen Krankheitsgruppen. Durch ein umfangreiches statistisches Methodeninventar, wie Clusteranalyse, Konfigurationsfrequenzanalyse, Trennebenenverfahren und Pi-Methode, Rangfolgebestimmung der Merkmale hinsichtlich der Trennfähigkeit, SPUR-Kriterien, quantitativen Methoden u. a., wurden auf der Grundlage dieser Datenbasis psychopathologische Typen extrahiert. Die Validierung der Typen erfolgte sowohl aus statistischer als auch aus klinischer Sicht, um der Generierung rein mathematisch-statistischer Konstrukte vorzubeugen. Durch die konsequente Anwendung der erarbeiteten methodischen Grundlagen konnten im ersten Schritt zu den Rubriken des SPES, d. h. Gefühlsleben, Wahrnehmen/Ich-Erleben, Denkstörungen, vegetativer Störkreis und Fremdbeurteilung, typische Systemkonstellationen ermittelt und validiert werden. Diese Typen auf der Rubrikebene (Rubriktypen) bildeten für den zweiten Schritt den Ausgangspunkt, um die Generierung sogenannter Gesamttypen, die die Klassifizierung des Gesamtbefundes gestatten, zu ermöglichen.

Alle Typen sind durch

- Mittel- und Streuvektoren symptomatologisch bzw. syndromatologisch determiniert,
- durch die Beziehung zu einem Klassifikationssystem (z. B. IKK 9. Rev.) weitergehend interpretiert,
- Aussagen hinsichtlich des dominierenden Behandlungstages für charakteristische IKK-Diagnosen verlaufstypologisch charakterisiert.

Am folgenden Beispiel soll die Spezifität bestimmter Gesamttypen für depressive Erkrankungen der IKK-Diagnose 296.1 dargestellt werden. In diesem Rahmen ließ sich erkennen, daß den psychopathologischen Gesamttypen nicht nur bestimmte Diagnosen statistisch-signifikant zugeordnet werden können, sondern daß die Gesamttypen auch eine Spezifik hinsichtlich des Behandlungstages besitzen.

Die im weiteren Verlauf dargestellten Ergebnisse stützen sich auf 1521 Aufnahme- und Verlaufsbefunde zu 326 Patienten der Diagnose 296.1. Bei den Aufnahmebefunden handelt es sich um unausgelesene Erstbefunde. In Abb. 1 sind rechtsseitig die psychopathologischen Gesamttypen dargestellt, die statistisch signifikant eine Affinität für Befunde der IKK 296.1 besitzen. Auf der Achse links ist der durchschnittliche Behandlungstag der Befunde, die zum jeweiligen Gesamttyp klassifiziert wurden, aufgetragen. Psychopathologisch sind die Gesamttypen in Tab. 1 hinsichtlich der psychopathologischen Grobcharakteristik ausgewiesen.

Aus Abb. 1 läßt sich ableiten, daß ein Kranker unter der Therapie einen Teil der Gesamttypen von unten nach oben durchwandert. Erste Unter-

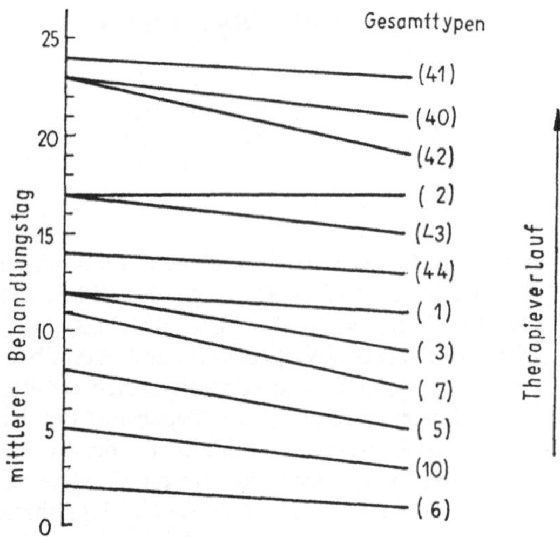

Abb. 1. Spezifität der Gesamttypen der IKK (9. Rev.) 296.1 hinsichtlich des Behandlungstages

suchungen zeigen, daß dabei definierte psychopathologische Zwischentypen durchlaufen werden ehe z. B. der Gesamttyp 40 erreicht wird. Es konnte erkannt werden, daß der „Start-Typ" (Aufnahmebefund) dabei eine wesentliche Bedeutung für das Durchwandern bestimmter Zwischentypen besitzt. Weiterhin zeigte sich, daß durch jeweilige Therapieformen auch bestimmte Gesamttypen nacheinander folgen (i. S. eines Syndrom-Shift).

Die vorgelegten Ergebnisse stellen Teilschritte eines umfassenden Untersuchungsprogramms zur Operationalisierung der Diagnostik und der Entwicklung empirischer Diagnosekriterien dar, um damit Entscheidungshilfen für die Auswahl von Klassifikationssystemen und Möglichkeiten einer umfassenderen Objektivierung des psychopathologischen Befundes im Rahmen der Diagnostik, Verlaufsbeurteilung und biologisch-psychiatrischer Forschung zu geben.

Tab. 1. Psychopathologische Grobcharakteristik der Gesamttypen für depressive Erkrankungen der IKK (9. Rev.) 296.1
(Reihenfolge der Gesamttypen entsprechend Abb. 1)
Erläuterung: 0 = ungestört
* = gestört

Gesamttyp	Explorativer Befund				Fremdbeurteilung
	Gefühlsleben	Wahrnehmen/ Icherleben	Denken	Vegetativum	Antrieb/ Affekt
41	0	0	*	0/*	0
40	0	0	0	0/*	0
42	0	0	0	0/*	*
2	0/*	0	*	0	*
43	*	0	*	0/*	0
44	*	0	0	0/*	*
1	0/*	0	*	*	*
3	*	0	*	*	*
7	*	0	*	*	*
5	*	0	*	*	*
10	*	*	*	*	*
6	*	*	*	*	*

Lassen sich mittels depressionsspezifischer psychologischer Methoden endogene von neurotischen Depressionen trennen?

J. Richter und *G. Richter*

Die Validität des subjektiven Urteils „Depression“ (gemessen als Übereinstimmung zwischen verschiedenen Klinikern) schwankt zwischen 18 und 82%, je nach differentialdiagnostischer Unterscheidung (*Zubin* 1967). Die großen interindividuellen Urteilsschwankungen können auf geringe Übereinstimmungen zurückgeführt werden, welche Manifestationen vorhanden sein müssen, um die Diagnose „Depression“ zu stellen. Trotz dieser Tatsache wird in der Regel in der klinischen Praxis an der üblichen Dichotomisierung neurotisch – endogen bei depressiven Zustandsbildern festgehalten. Läßt sich diese durch das diagnostische Urteil des Psychiaters vorgenommene Dichotomisierung auch auf verschiedenen Ebenen psychologischer Diagnostik abbilden?

Dieser Beitrag enthält erste, vorläufige Ergebnisse einer noch nicht abgeschlossenen größeren Untersuchung an psychiatrischen Patienten und Kontrollpersonen mit dem Arbeitsthema „Komplexe psychologische Analyse depressiver Symptome“.

Zur Methodik

Die Gruppenmittelwerte verschiedener depressionsspezifischer, psychologischer Testverfahren von als „neurotisch oder reaktiv“ depressiv eingeschätzten Patienten werden dazu mit denen von als „endogen“ depressiv diagnostizierten Patienten sowie von Patienten mit „anderen Neurosen“ verglichen. Folgende Untersuchungsverfahren kamen u. a. zum Aufnahmezeitpunkt zur Anwendung und Auswertung:

Tab. 1. Zusammensetzung der Stichprobe

Diagnose	Weiblich	Männlich	Gesamt	Alter Mittelwert Streuung
neurotisch/reaktive Depression	36	23	59	38,5 12,9
endogene Depression	9	11	20	47,8 8,6
andere Neurosen	7	7	14	36,6 8,7

1. das *Beck*-Depressionsinventar (BDI) (*Beck* u. a. 1961),
2. das PPKV (*Hennig* und *Mehl* 1977),
3. der Gießen-Test (*Beckmann*, *Brähler* und *Richter* 1983) und
4. zur Berücksichtigung kognitiver Aspekte

4.1. die Skala zur Erfassung dysfunktionaler Einstellungen (DAS). Dieses von *Beck* und *Weisman* veröffentlichte Verfahren (nach *Hautzinger* 1981) soll dysfunktionale, über die situative Einbettung hinausgehende Überzeugungen (sog. Grundannahmen i. S. der kognitiven Theorie der Depression von *Beck*) objektivieren, die als depressionstypisch i. S. einer Wahrnehmungs- und Interpretationseinseitigkeit gelten.

4.2. Mit dem Fragebogen zur Erfassung negativer automatischer Gedanken (ATQ) sollen verdeckte Selbstaussagen in Form von automatischen, situationsspezifischen Kognitionen erfaßt werden, die bei depressiven Patienten nach *Hollon* und *Kendall* (1979) besonders negativ und realitäts-verzerrt sein sollen.

Zu den Ergebnissen

Bei 12 von 21 Items des BDI ließen sich signifikante Mittelwertunterschiede in den Untergruppenvergleichen finden. Neurotisch Depressive erleben gegenüber endogen Depressiven eine erhöhte Reizbarkeit und eine weniger eingeschränkte Arbeitsfähigkeit. In allen anderen Items und im Gesamttestwert konnten keine signifikanten Gruppenmittelwertsunterschiede zwischen neurotisch und endogen Depressiven gefunden werden. Im Vergleich mit der Gruppe „andere Neurosen“ zeigen sich in mehreren Items sowie im Gesamttestwert signifikante Mittelwertunterschiede sowohl zuungunsten der endogen als auch der neurotisch Depressiven. Damit wird verdeutlicht, daß das BDI depressionsspezifische Symptome erfaßt, insbesondere auch im Gesamtscore aus-

Tab. 2. Differenzierende Items des BDI

Item	Mittelwerte der Gruppen			*t* für Vergleich zwischen Gruppe		
	1	2	3	1–2	2–3	1–3
Versagensgefühle	1,32	1,05	0,57			2,588
Objektbezug	1,12	1,00	0,71		2,099	2,218
Selbsthaß	0,83	0,70	0,36			2,240
Selbstvorwürfe	1,14	1,35	0,50		2,965	2,129
Suizidalität	1,17	0,81	0,50			3,835
Reizbarkeit	1,50	1,00	1,07	2,110		
Kontaktstörung	0,54	0,95	0,29		2,218	
Entschlußunfähigkeit	1,03	1,25	0,50		3,394	2,589
negative Selbstvorstellungen	0,64	0,60	0,14		2,695	3,169
Arbeitsunfähigkeit	1,21	1,55	1,00	2,103	2,433	
Appetitverlust	0,85	1,10	0,79		2,265	
Libidoverlust	1,12	1,60	0,79		2,107	
Gesamtscore	22,73	23,53	16,14		2,660	2,593

Erklärungen: *t*-Werte sind nur für die Vergleiche angegeben, bei denen die Differenz mindestens auf dem 5%-Niveau signifikant ist.

Gruppe 1 – neurotisch/reaktiv Depressive
Gruppe 2 – endogen Depressive
Gruppe 3 – andere Neurotiker

Tab. 3. Mittelwerte und Differenzen bezüglich depressionsspezifischer psychologischer Verfahren

Verfahren	Mittelwerte der Gruppen			*t* für Vergleich zwischen Gruppe		
	1	2	3	1–2	2–3	1–3
PPKV-D	31,95	32,41	28,93			
Gießen-Test Grundstimmung	31,73	31,68	27,43		2,232	2,536
DAS-Score	103,81	114,11	89,50		3,365	2,120
depressogene Informationsverarbeitung	32,59	36,05	24,57		3,342	2,578
perfektionistische Einstellungen	54,73	62,84	45,21		6,005	2,081
Abhängigkeit der Selbstbewertung vom Urteil anderer	32,39	34,05	27,29		2,361	
ATQ	78,18	74,00	56,43		2,661	3,165

Erklärungen: s. Tab. 2

drückt, aber keinen wesentlichen Beitrag leistet, die durch das Psychiaterurteil vorgenommene Dichotomisierung endogen – neurotisch auf der Selbstbeurteilungsebene abzubilden.

Während sich die Gruppenmittelwerte der D-Skala des PPKV nicht unterscheiden, läßt sich für die Skala „Grundstimmung" des Gießen-Tests zwischen den depressiven Patienten (endogen und neurotisch) und den Patienten mit anderen Neurosen ein signifikanter Unterschied aufzeigen. Alle anderen klinischen Skalen des PPKV und die psychosozialen Dimensionen des Gießen-Tests unterscheiden sich nicht überzufällig.

Die zur Erfassung depressionsspezifischer kognitiver Aspekte benutzten Verfahren wiesen keine signifikanten Mittelwertunterschiede zwischen neurotisch und endogen Depressiven auf, zeigten aber deutliche und signifikante Differenzen im Vergleich mit der Gruppe der anderen Neurosen. Das betrifft sowohl den Gesamtwert der Skala für dysfunktionale Einstellungen als auch 2 der 3 Subskalen, nämlich die depressogene Informationsverarbeitung und die perfektionistischen Einstellungen sowie den Wert für den Bogen zur Erfassung negativer automatischer Gedanken.

Diskussion und Zusammenfassung

Es kann also festgehalten werden, daß die durch das Psychiaterurteil vorgenommene Dichotomisierung unter Zugrundelegung der ICD sich mit Hilfe depressionsspezifischer psychologischer Fragebogenmethoden weder auf der emotionalen noch auf der kognitiven Ebene (hier i. S. des *Beck*schen Depressionsmodells) der Selbstbeurteilung der Patienten abbilden läßt.

Es muß momentan noch offen bleiben, ob Verlaufsuntersuchungen nähere Aufschlüsse zu Fragen der Differenzierung erbringen können (vorgesehen sind sie für den Zeitraum Aufnahme–Entlassung – 3 Monate danach). Unseres Erachtens wird es notwendig sein, Auswertungen nicht an den diagnostischen Klassifikationen zu orientieren, sondern stärker Zusammenhänge zwischen den einzelnen Symptomebenen des depressiven Syndroms zu erhellen und möglicherweise von daher Zugang zu verschiedenen Gruppierungen depressiver Störungen unter psychologischem Aspekt zu gewinnen.

Die Meinung von *Katschnig* und *Pakesch* (1985), daß die Dichotomisierung in eine biologisch verursachte und eine psychologisch verstehbare Form der Depression heute nicht mehr aufrechterhalten werden kann, weil die Verwendung multiaxialer Klassifikationsverfahren und der polydiagnostische Ansatz zu Forschungsergebnissen führten, die uns veranlassen sollten, altgewohnte Denkschemata aufzugeben und mit psychiatrischer Klassifikationsfragen offener und relativierender umzugehen, wird durch die vorgestellten ersten vorläufigen Ergebnisse unterstrichen und ermutigt uns in unserem beschriebenen Vorhaben bezüglich weiterer Auswertungen.

Was leisten Hüllungskurven von Arterienpulswellen bei der Diagnostik von Depressionen?

W. Poppe

Viele von Ihnen wissen, daß wir die Arbeitsrichtung, zu der ich heute einen weiteren Bericht abgebe, unter folgender Voraussetzung aufgebaut haben:

1. Es besteht international Übereinstimmung, daß eine Vielfalt vegetativer Phänomene in Verbindung mit psychopathologischen depressiven Symptomen auftreten.

   Unser Standpunkt dazu ist:

   daß es im Falle dieser vegetativen Befunde endogener Depressionen bis zur endgültigen Aufklärung der Zusammenhänge sehr willkürlich ist, diesen Befunden die Bedeutung reiner Begleiterscheinungen von Psychosen zuzuordnen.
   Wir meinen, es ist zulässig, als Arbeitshypothese zu formulieren, daß diesen Befunden eine gleiche diagnostische Potenz zukommen könnte wie den psychopathologischen Erscheinungen.

2. Eine solche Annahme führt zwangsläufig zu der Arbeitshypothese, daß bei endogenen Depressionen ein veränderter Aktivitätszustand der Formatio reticularis existiert, denn diese Struktur steuert die vegetativen Entäußerungen.

3. Mit den Direktoren und von diesen ausgewählten Experten anerkannter physiologischer Institute zweier Universitäten unseres Landes haben wir Übereinstimmung erreicht, daß nicht nur solche vegetativen Größen wie Atmung, Herzfrequenz, Blutdruck und Temperatur als Indikation für den konkreten Aktivitätszustand der Formatio reticularis dienen können, sondern daß der Arterienpuls, der gleichfalls einer zentralen Steuerung unterliegt, ebensolche Indikatoreigenschaften besitzt.

Die erreichbaren Hüllungskurven solcher Arterienpulswellen kann man als zur Zeit diagnostisch noch ungenutzte Wellen bezeichnen. Einige Fachkollegen haben gegenüber solchen Eigenschaften des Arterienpulses eine skeptische Einstellung. Wir müssen uns bei unserer Beurteilung derartiger biologischer Signale ausschließlich davon leiten lassen, ob sie nach dem heutigen Erkenntnisstand der Physiologie, besonders der Neurophysiologie, repräsentative Beobachtungswerte sind oder nicht. Für den Arterienpuls ist diese Frage beantwortet.

Wir möchten hier nicht über die Meßmethodik berichten, das ist an anderer Stelle ausführlich geschehen, auch nicht über den eingesetzten mathematischen Apparat und unsere Klassifikationsergebnisse.

Die Hüllungskurven von Arterienpulswellen, die wir bei endogenen Depressionen finden konnten, unterscheiden sich von denen gesunder Versuchspersonen und von andersartigen psychotischen Prozessen in einer nahezu unverwechselbaren Art und Weise.

Mit Hilfe einer Diskriminanzfunktion gelingt es uns, allein durch Meßwerte, die wir aus den Hüllungskurven entnehmen, depressive Psychosen in 95% zu erkennen.

Wir haben diese Erfahrungen an 2260 Untersuchungen der letzten 7 Jahre gesammelt. Sie bestätigen sich immer wieder. Damit verfügen wir über einen objektiven Befund einer hohen diagnostischen Potenz. Die Treffsicherheit der mit dieser Methode erreichbaren diagnostischen Entscheidungen bei Depressionen ist konstant geblieben.

Bei Verlaufsuntersuchungen depressiver Patienten wurden Beobachtungen gemacht, die uns möglicherweise einen tieferen Einblick in das Prozeßgeschehen endogener Depressionen erlauben. Sie lassen sich unter 3 Gesichtspunkten darstellen:

1. Bei monopolaren Depressionen gelingt es, den relativ kontinuierlichen Heilungsverlauf bis zur Gesundung eines Patienten auch mit Hilfe der Hüllungskurven von Arterienpulswellen nachzuvollziehen.
   Es gelingt aber auch, Restfolgen solcher Depressionen zu beschreiben.

2. Bei bipolaren affektiven Psychosen sind wir in der Lage, die Phase, die zwischen dem depressiven und manischen Geschehen liegt, darzustellen. Die Hüllungskurve entspricht in dieser Zeit der gesunder Versuchspersonen.

3. Wir verfügen über ein umfangreiches Beobachtungsmaterial unter Lithiumdauertherapie stehender Patienten, die vor Jahren depressive Psychosen hatten und die ebenso seit Jahren mit Lithium beschwerdefrei und voll leistungsfähig sind (24 Patienten).

Zu unserer großen Überraschung haben wir Arterienpulswellen gefunden, wie wir sie sonst bei manifesten Depressionen sehen. Wir wagen folgende Deutung:

1. Es könnte, wie es ja für andere Krankheitsgruppen, beispielsweise in der Inneren Medizin, ist, den Zustand kompensierter endogener Depressionen geben.
2. Die Depressionsforschung der letzten Jahre hat uns solche Begriffe wie larvierte Depressionen und somatisierte Depressionen geliefert. Die ältere Depressionsforschung hat von vegetativer Depression, aber auch von einem sogenannten Feldwechsel depressiver Phänomene aus dem psychopathologischen Entfaltungsraum in den körperlichen Entfaltungsraum gesprochen.

Nun kennen wir auch wieder in der Langzeitbetreuung depressive Patienten, die psychopathologisch symptomfrei sind, aber sehr heftige Organsensationen haben.

Ich möchte die Einzelfälle in dem gegebenen Rahmen nicht weiter ausarbeiten. Diese Organbeschwerden verlocken buchstäblich zu einer aufwendigen apparativen Diagnostik. Interessanterweise haben wir bei solchen Patienten, die wir seit mehr als 10 Jahren persönlich führen, immer wieder beim Auftreten solcher Beschwerden Hüllungskurven von Arterienpulswellen gesehen, die signalisieren, daß die Depression weiter besteht, sich aber klinisch nur in diesen Symptomen bemerkbar macht.

Untersuchungen zum Dexamethason-Suppressions-Test (DST)

M. Seidel, F. Stahl, H. Kulawik, P. Leitner, A. Schulze, E. Theiß, R. Uebelhack, E. Umann

Einleitung

Erst im Jahre 1981 durch *Caroll* et al. in die psychiatrische Forschung eingeführt, hat der Dexamethason-Suppressions-Test (DST) in kurzer Zeit ein beachtliches Interesse auf sich gezogen. Eine inzwischen fast unübersehbare Literatur widmet sich vielfältigen Aspekten, darunter den neurobiochemisch-neuroendokrinen Zusammenhängen, den Beziehungen zu anderen endokrinologischen Parametern und der klinisch-diagnostischen Relevanz des Tests. In der Literatur findet sich eine Vielzahl kontroverser Befunde und Bewertungen. Weil nun zu den bekannten diagnostischen, nosologischen und klassifikatorischen Problemen die differenten Aspekte der Testdurchführung, Testbewertung und Labormethodik hinzugekommen sind, hat der DST in mancher Hinsicht die Verwirrung eher vermehrt.

Es ist zu schlußfolgern, daß beim gegenwärtigen Kenntnisstand und aus grundsätzlichen Erwägungen heraus derzeit sorgfältige diagnostische Definitionen der Untersuchungsstichproben und komplexe Prüfungen denkbarer Einflußfaktoren des DST erforderlich sind.

Zur Lösung dieser Aufgabe soll die Darstellung eigener Ergebnisse beitragen.

Untersuchungsmethodik

Wie schon beschrieben, führen wir den DST in der von *Caroll* et al. eingeführten Weise durch. Die Cortisolbestimmung erfolgt mittels kompetitiver Proteinbindungsmethode.

Die Ergebnisse unserer langjährigen Untersuchungen bereiteten wir auf, indem die Krankenakten aller einbezogenen stationären Patienten durchgesehen wurden. Bei dieser Revision schlossen wir alle Patienten mit primär oder retrospektiv unsicherer klinischer Diagnose, mit den üblichen DST-Ausschlußkriterien und Reduktionen der Psychopharmaka innerhalb der letzten sieben Tage aus. Wir erfaßten Diagnose, Depressionssyndrom nach DSM-III, anamnestische und familienanamnestische Kriterien und Medikation zum Untersuchungszeitpunkt.

Die ausgewertete Stichprobe umfaßt 132 Patienten (84 Frauen, 48 Männer) mit einem Durchschnittsalter von 45,7 Jahren (Standardabweichung 13,9 Jahre).

Die Aussagen zur Signifikanz beziehen sich auf eine Irrtumswahrscheinlichkeit von 5% im Chi-Quadrattest.

Ergebnisse

Unter den 84 Frauen zeigen 28, unter den 48 Männern 20 einen pathologischen DST. Eine statistisch signifikante Differenz in der Geschlechtsverteilung ist nicht nachzuweisen (χ^2 = 0,92).

Die pathologischen DST-Befunde verteilen sich auf die diagnostischen Kategorien wie in Tabelle 1 dargestellt.

Tab. 1. Verteilung pathologischer DST-Befunde

Diagnostische Kategorie	Anteil positiver DST (in Klammern Konfidenzgrenzen bei 5% Irrtumswahrscheinlichkeit)
endogene Depressionen (n = 71)	49 (37–61) %
davon	
unipolar (n = 50)	48 (43–63) %
bipolar (n = 21)	52 (30–74) %
Schizophrenien (n = 26)	31 (14–52) %
davon	
unsystematisch (n = 12)	42 (16–72) %
systematisch (n = 14)	21 (5–51) %
neurotisch/reaktive Depressionen (n = 26)	12 (3–30) %
zykloide Psychosen (n = 5)	40%
hirnorganische Syndrome (n = 4)	0%

Der Vergleich pathologischer DST zwischen endogenen Depressionen und Schizophrenien (s. Tab. 1) zeigt zwar eine tendenzielle Differenz, läßt sich aber statistisch nicht sichern (χ^2 = 2,65). Zwischen unipolaren und bipolaren endogenen Depressionen bzw. zwischen unsystematischen und systematischen Schizophrenien nach *Leonhard* (s. Tab. 1) besteht ebenfalls keine signifikante Differenz ($\chi^2 = 0{,}11$ bzw. 1,24). Hingegen findet sich eine signifikante Differenz zwischen endogenen Depressionen einerseits und neurotischen/reaktiven Depressionen andererseits (s. Tab. 1) ($\chi^2 = 11{,}4$).

Von den 71 endogenen Depressionen erfüllen 57 die Kriterien der major depressive disorder (DSM III); davon haben 29 einen pathologischen DST. Von den übrigen 14 Patienten zeigen 6 einen pathologischen DST. Es besteht keine signifikante Differenz ($\chi^2 = 0{,}28$). Unter den 71 Patienten mit endogenen Depressionen weisen 23 eine familiäre Belastung (Verwandte 1. Grades), 48 keine familiäre Belastung auf. In der familiär belasteten Gruppe finden sich 9 pathologische, in der unbelasteten Gruppe 26 pathologische DST-Befunde. Es besteht keine signifikante Differenz ($\chi^2 = 1{,}40$).

Unter den 71 endogen Depressiven wurden zum Untersuchungszeitpunkt 40 Patienten in niedriger oder mittlerer Dosierung psychopharmakologisch behandelt (trizyklische Antidepressiva, Neuroleptika, Benzodiazepine), davon haben 19 einen pathologischen DST. Von den 31 Patienten ohne aktuelle Medikation zeigen 16 einen pathologischen DST. Eine Häufigkeitsdifferenz läßt sich nicht sichern ($\chi^2 = 0{,}12$).

Diskussion

Unsere Ergebnisse belegen eine Sensitivität des DST für endogene Depressionen von 49% (Konfidenzgrenzen: 37 und 61%). *Caroll* et al. fanden 67% pathologischer DST, und *Caroll* berechnete 45% aus anderen Studien. *Arana* et al. nannten 44% für major depressions unter mehr als 5100 ausgewerteten Fällen; *Baumgartner* et al. fanden 65%. In diese Differenzen fließen neben den statistisch bedingten Abweichungen vornehmlich diagnostisch-konzeptionelle Differenzierungen ein. So sahen *Arana* et al. zwischen den Kategorien major depressive illness (RDC) und major depressive disorder (DSM III) eine Häufigkeitsdifferenz pathologischer DST von 5,6%. Die Übereinstimmung unipolarer und bipolarer Depressionen im DST bestätigen die Befunde von *Caroll* et al.

Wir finden keine Signifikanz der Differenz zwischen endogenen Depressionen und Schizophrenien. Es ergibt sich eine Spezifität des DST für endogene Depressionen gegenüber Schizophrenien von 69%. Aber die untere Konfidenzgrenze von 14% erreicht die Größenordnung der Häufigkeit pathologischer DST von 13,8% bei 275 Schizophrenen. Gerade bei der Diagnose Schizophrenie ist der Einfluß differenter diagnostischer Konzepte bedeutsam. Eine kumulative Auswertung mehrerer Studien über 113 schizophrene Patienten erbrachte 31,8% pathologischer DST.

Von klinisch-praktischer Bedeutung ist die Differenzierungsfähigkeit des DST für endogene gegenüber neurotischen/reaktiven Depressionen, wie dies sinngemäß vergleichbar für secondary depressions gefunden wurde. Bemerkenswert ist dies auch unter dem Aspekt, daß wir keinen Unterschied bezüglich des Vorhandenseins oder Nichtvorhandenseins des DSM-III-Kriteriums major depressive disorder bei endogen Depressiven finden, wobei Vorbehalte angesichts des geringen Stichprobenumfangs und der eingeschränkten Validität des Merkmals unter den Bedingungen retrospektiver Erfassung bestehen. Den Zusammenhang zwischen familiärer Krankheitsbelastung und DST können wir nicht bestätigen. Wie bekannt, zeigt sich kein Einfluß regulärer Psychopharmaka-Dosierungen auf den DST. Der Einfluß vorausgehender Dosisreduktionen war vermieden worden, indem solche Patienten ausgeschlossen waren.

Das intrazelluläre Elektrolytverhalten manisch-depressiv Erkrankter unter Lithium

L. König

Der Wirkungsmechanismus des Li^+ bei der Behandlung bzw. Rezidivprophylaxe manisch-depressiver Erkrankungen ist noch nicht sicher geklärt. Verschiebungen des Elektrolyt- und Wasserhaushalts in den Krankheitsphasen werden seit langem diskutiert. Wir untersuchten bei 200 langjährigen Li-Patienten mit und ohne fortbestehende Phasen über 5 Jahre hinweg die intra- und extrazellulären Wechselbeziehungen von Li^+, Na^+, K^+ unter annehmbaren steady state-Bedingungen und entsprechender Registrierung der Psychopathologie sowie der Nebenwirkungen. Als Modell der Zelle wählten wir die Erythrozyten, da ihr Kationentransportsystem, obwohl sie kernlos sind und ihre Energie aus der Glykolyse beziehen, qualitativ große Ähnlichkeit mit dem der Neuronen haben soll.

Über die Bedeutung des Li-Quotienten, insbesondere für Compliance, Nebenwirkungen und Intoxikationen bei der rezidivprophylaktischen Behandlung affektiver Psychosen, wurde von uns bereits berichtet. Statistische Auswertungen hinsichtlich der einzelnen Parameter wurden sowohl interindividuell zwischen den einzelnen Patientengruppen als auch intraindividuell im Verlauf einzelner Patienten, die verschiedene Krankheitsstadien durchliefen, durchgeführt.

Unsere Ergebnisse:

1. Statistisch relevante Abweichungen der Na^+- und K^+-Werte im Serum unter Langzeiteinnahme von Li^+ konnten nicht festgestellt werden.
2. Die Li-Quotienten schwanken interindividuell außerordentlich stark von 0,2 bis 1,0, intraindividuell wesentlich geringer und zwar bei Kranken und Gesunden in gleicher Weise.
3. Eine Zuordnung der Höhe der Li-Quotienten zu bestimmten Diagnosegruppen, Einteilung in Responder bzw. Nonresponder ist nicht möglich.
4. Wir konnten auch keine erhöhten Li-Quotienten während der Krankheitsphasen gegenüber den symptomfreien Intervallen feststellen, wohl aber teilweise erhöhte i. z. Li^+-Werte während der Phasen, besonders der Manischen, wenn Vergleiche zwischen Patientengruppen mit gleichen Plasmawerten gezogen wurden bzw. intraindividuell bei gleichmäßig gehaltenen Serumwerten.
5. Die i. z. Lithiumwerte bei vergleichbaren Plasmawerten haben sich als weit bessere Kriterien zur Beurteilung erwiesen als die Li-Quotienten.
6. Die i. z. Na^+-Werte sind bei manischen Patienten statistisch signifikant erhöht, sowohl beim interindividuellen Vergleich wie während des intraindividuellen Verlaufes. Bei depressiven Patienten fand sich eine geringgradige Na^+-Erhöhung in den Erythrozyten, die statistisch nicht abgesichert werden konnte.
7. Anhand der intraindividuellen Verläufe wurden die Schwierigkeiten bei der statistischen Auswertung deutlich, da die erhöhten i. z. Na-Werte meist der klinischen Besserung nachhinken und so gesehen die Abgrenzbarkeit der Phasen schwierig wird.
8. Die i. z. K-Verhältnisse ließen keine signifikanten Veränderungen bei Li^+-Langzeitbehandlung während der Phasen erkennen.

Wie an in-vitro-Versuchen u. a. von *Greil* erörtert, stellt man sich vor, daß unter physiologischen Verhältnissen Li^+ mit Na^+ passiv in die Zelle hineinströmt, dort einen Teil des Na^+ ersetzt und aktiv entsprechend der Effektivität des Na-Li-Gegentransportsystems wieder nach außen befördert wird. Die Höhe des Li-Quotienten, der zwar nichts über die Prognose aussagt, aber genetisch determiniert ist, wird dadurch bestimmt. Wenn in den Krankheitsphasen, besonders aber in den manischen, das i. z. Na^+ erhöht ist, wird wahrscheinlich auch ein großer Teil des i. z. Na^+ durch Li^+ ersetzt werden, da unter Einhaltung konstanter Plasma-Li-Spiegel tatsächlich auch erhöhte i. z. Li-Werte gefunden wurden. Die positive Wirkung des Li^+ auf die manische sowie eine prophylaktisch-stabilisierende gegenüber depressiven Phasen könnte mit dem Abfall des intrazellulären Na^+ während der Besserung eine Erklärung finden, wobei diese Wirkungen sicher nur als Teilmechanismus weiterer komplexer Systeme anzusehen sind. Widersprüchlich dazu erscheinen allerdings Untersuchungen von *Joffee* et al. 1986 von Manisch-Depressiven ohne Li. Danach sollen Depressive niedrigere i. z. Na-Werte und höhere K^+-Werte haben als euthyme Patienten, während nicht mit affektiven Erkrankungen belastete Kontrollen die höchsten Na- und niedrigsten K-Werte in den Erythrozyten hatten. Allerdings handelte es sich um ein kleines Kollektiv, bei dem auch das Geschlechtsverhältnis unausgewogen ist.

Zur Wirkung des Carbamazepin auf den aktiven Transport von Serotonin

R. Uebelhack und *L. Franke*

Für das Carbamazepin wurden therapeutische und prophylaktische Wirkungen bei den affektiven Psychosen berichtet. Carbamazepin wirkt wahrscheinlich wie die Elektrokrampftherapie stabilisierend auf das limbische System. Die neurochemischen Effekte sind komplex und betreffen mehrere Transmittersysteme. So hemmt Carbamazepin, das eine ähnliche Struktur wie Imipramin hat, den aktiven Transport von Noradrenalin und senkt die MHPG-Konzentration im Liquor, beeinflußt aber nicht die Noradrenalinkonzentration.

Daneben wurde über Wirkungen auf das Dopaminsystem berichtet. Im Vordergrund der Diskussion zur Wirkungsweise des Carbamazepins bei affektiven Psychosen steht aber das Gabasystem. Die gabaergen Mechanismen sollen nach diesen Vorstellungen bei den therapeutischen und prophylaktischen Effekten von entscheidender Bedeutung sein. Demgegenüber wird der Wirkung des Carbamazepins auf das Serotoninsystems nur eine untergeordnete Funktion beigemessen. Für die antikonvulsive Wirkung scheint das Serotoninsystem offensichtlich einen geringen Stellenwert zu haben.

Wegen der wahrscheinlichen Bedeutung des Serotonins bei Subgruppen der affektiven Psychosen erscheint es sinnvoll, die Wirkung des Carbamazepins auf serotoninerge Mechanismen zu überprüfen. Darüber hinaus ist der nicht sicher vorhersehbare therapeutische und prophylaktische Effekt ein hinreichender Grund, nach Parametern zu suchen, die als Prädikatoren für eine Carbamazepinanwendung dienen könnten. Aufgrund der bekannten Wirkung der trizyklischen Antidepressiva auf den aktiven Transport des Serotonins wurde mit der Untersuchung dieses Mechanismus begonnen. Zur Bestimmung der Wirkung von Carbamazepin auf den aktiven Transport von Serotonin wurde die aktive Aufnahme von Serotonin in die Thrombozyten von 10 gesunden Probanden gemessen. Die Konzentration des Carbamazepins wurde so gewählt, daß der therapeutische Bereich mit erfaßt ist. Die Messung der Serotoninaufnahme wurde nach einer früher beschriebenen Methode durchgeführt.

Wie aus der Tabelle ersichtlich ist, läßt sich für den untersuchten Konzentrationsbereich ein bimodaler Effekt ableiten.

Im Bereich bis ungefähr 10 μmol/l liegt eine Stimulation vor. Oberhalb kommt es dann zu einer Inhibition. Bei höheren Konzentrationen bestehen also Ähnlichkeiten mit der akuten in-vitro-Wirkung der klassischen trizyklischen Antidepressiva. In Vorversuchen an schizophrenen Patienten konnten wir bei der Konzentration von 4 μmol/l (426,5 bis 116,3 %) bzw. bei 40 μmol/ (283,8 % ± 16,7) eine Stimulation bei 3 Patienten feststellen. Diese vorläufigen Befunde zeigen, daß Carbamazepin eine Wirkung auf die Serotoninaufnahme hat und daß erhebliche Unterschiede zwischen gesunden Probanden und Psychotikern wahrscheinlich sind. Die Ergebnisse an Schizophrenen und Depressiven werden gegenwärtig durch weitere Untersuchungen überprüft. Aus den z. Z. vorliegenden Befunden ist aber abzuleiten, daß eine Voruntersuchung des Serotonintransports bei verschiedenen Carbamazepinkonzentrationen möglicherweise zur Differentialdiagnostik und zur Therapieprädikation herangezogen werden kann.

Tab. 1. Wirkung des Carbamazepins auf die aktive Aufnahme von m[^{3}H]-Serotonin im thrombozytenreichen Plasma ($n = 10$)

Konzentration des Carbamazepins	[^{3}H]-5-HT Aufnahme rel %
0	100
4 μmol/l	117,2 ± 18,0
10 μmol/l	111,2 ± 14,4
20 μmol/l	95,5 ± 3,4
40 μmol/l	75,2 ± 22,6
100 μmol/l	69,9 ± 24,5

Prophylaktische Möglichkeiten bei den monopolaren und bipolaren Psychosen

K. Leonhard †

Monopolare und bipolare phasische Psychosen haben eine völlig verschiedene Ätiologie; daher stellt sich auch die Prophylaxe ganz verschieden dar. Erbeinflüsse sind bei der manisch-depressiven Krankheit sehr bedeutsam, bei den monopolaren Formen dagegen gering. Sonach hat man gerade bei den letzteren nach äußeren Ursachen zu fragen, gegen die man prophylaktisch vorgehen kann. Wie ich in der 6. Auflage meiner „Aufteilung der endogenen Psychosen", die eben erschienen ist, darstellen konnte, fand ich bei den meisten endogenen Psychosen Auffälligkeiten in der *Zusammensetzung der Geschwisterschaften*, was darauf hinweist, daß diese in der Entwicklung des Menschen und in der Entstehung der endogenen Psychosen eine wichtige Rolle spielen. Dies zeigte sich auch bei den monopolaren phasischen Psychosen. Es ergab sich, daß die Probanden des manischen Pols (reine Manie und reine Euphorien) relativ viele, die Probanden des depressiven Pols (reine Melancholie und reine Depressionen) relativ wenige Geschwister haben. Man könnte daran denken, daß die Eltern der Probanden in einem Fall zeugungsfreudiger sind als im anderen, denn sie sind bei der einen Psychose häufig hypomanisch, bei der anderen häufig subdepressiv. Diese Deutung kommt aber nicht mehr in Frage, wenn ich anfüge, daß von dem Unterschied in der Geschwisterzahl im wesentlichen nur die *älteren Geschwister* betroffen sind. Auf 100 Probanden gerechnet, kamen bei den euphorischen Formen 192 ältere Geschwister, bei den depressiven Formen nur 123. Bei den jüngeren Geschwistern ist der Unterschied gering und statistisch nicht signifikant (152 : 134). In Anbetracht meiner sonstigen Befunde bei den endogenen Psychosen ist eine Bedeutung der Geschwisterschaften bei den monopolaren phasischen Psychosen nicht verwunderlich, es stellt aber eine Besonderheit dar, daß der Unterschied nur die älteren Geschwister betrifft. Alleinstehend ist allerdings auch dieser Befund nicht. Bei zwei *zykloiden Psychosen* betrifft der Unterschied ebenfalls nur die älteren Geschwister. Kranke mit Motilitätspsychose haben relativ viele, Kranke mit Verwirrtheitspsychose relativ wenige ältere Geschwister. Das Verhältnis ist hier 172,3 : 78,1. Die Kranken mit Motilitätspsychose haben also durchschnittlich mehr als doppelt so viele Geschwister wie die Kranken mit Verwirrtheitspsychose. Der Unterschied bei den jüngeren Geschwistern ist dagegen wieder gering (127,7 zu 108,8).

Wenn nur die älteren Geschwister von Bedeutung sind, so sehe ich darin einen Hinweis dafür, daß der Einfluß schon in den ersten Lebensjahren erfolgt, in denen großenteils noch keine jüngeren Geschwister vorhanden sind. Das erinnert natürlich an die psychoanalytische Auffassung von der Bedeutung der frühen Kindheit für die Entwicklung des Menschen. *Freud* könnte hier etwas Richtiges gesehen haben, wenn freilich, genauer besehen, mein Befund mit dem, was *Freud* mit den ersten Lebensjahren in Zusammenhang bringt, kaum etwas gemeinsam hat.

Wenn in der Entstehung der monopolaren phasischen Psychosen der Einfluß von älteren Geschwistern auf jüngere von Bedeutung ist, dann darf man sicher annehmen, daß Spielkameraden eine ähnliche Rolle spielen, es kann hier doch nicht auf Blutsverwandtschaft ankommen. Für unsere prophylaktischen Überlegungen ist das sehr bedeutungsvoll. Ferner ist nicht einzusehen, warum nicht Erwachsene, vor allem die Eltern beteiligt sein sollen, wenn zu viele oder zu wenige Anregungen an das Kind herangetragen werden. Nachweisen konnten wir letzteres allerdings nicht. Es wäre wohl auch schwierig, denn man hat hier keine konkreten Daten zur Verfügung wie bei den Geschwistern, bei denen uns die Zahl leitet.

Eine wesentliche Schwierigkeit für unsere prophylaktischen Überlegungen scheint darin zu bestehen, daß sowohl ein Zuviel wie ein Zuwenig schädlich ist. Aber bei unserer modernen Geburtenkontrolle kommt ersteres kaum in Frage. Bei einem Kinderreichtum, wie man ihn bei einfacher lebenden Völkern findet, wäre das anders. Ich darf hier eine sehr wesentliche Beobachtung anführen. In unseren Ländern sind die Depressionen viel häufiger als die Manien, bei einfacheren Kulturen trifft das Gegenteil zu. Das hat einstmals schon *Kraepelin* bei seinen Untersuchungen in Java festgestellt, es wurde seither oft bestätigt.

Es ergibt sich so eine Parallele, die auf eine eindrucksvolle Übereinstimmung mit meinen eigenen Befunden hinweist. Bei einfacher lebenden Völkern mit ihrem Kinderreichtum findet man mehr Manien, in den Industrieländern mit ihrer Kinderarmut mehr Depressionen. Für unsere Verhältnisse müßte man also eine Rückkehr zu einer größeren Geburtenzahl vorschlagen, um die Zahl der Depressionen zu vermindern. Das kommt nicht in Frage, denn die moderne Familienplanung fußt auf sehr vernünftigen Einsichten. Aber man kann doch viel tun, man kann Sorge tragen, daß dem Kind, dem es an Geschwistern fehlt, in reichem Maße Spielkameraden zur Verfügung stehen. Das gilt schon für die ersten Lebensjahre, ja, gerade auf diese weisen meine Befunde hin. Allerdings braucht man nicht schon an das erste Jahr zu denken, in welchem die Anregungen ganz vorwiegend von der Mutter ausgehen. Aber sobald das Kind genügend bewegungsfähig ist, um Kontakt mit anderen Kindern aufnehmen zu können, sollte dies nachdrücklich unterstützt werden. Bleibt das Kind ganztägig in der Familie, dann sollen, wenn keine Geschwister vorhanden sind, andere Kinder ins Haus geholt werden, oder das Kind soll aus dem Haus hinaus zu anderen Kindern, vielleicht auf Kinderspielplätze geführt werden. Der Besuch von Kinderkrippen und Kindergärten ist sicher von Vorteil. Allerdings kann ich hier eine Frage nicht beiseiteschieben. In diesen Kindergemeinschaften werden Kinder des gleichen Alters aus pädagogischen Gründen zu je eigenen Gruppen zusammengeordnet. Es kommt aber auf ältere Geschwister an. Zwar habe ich mich dahin geäußert, daß jüngere Geschwister nur deshalb keine Bedeutung haben, weil meist noch keine vorhanden sind. Aber es könnte biologisch eine Anpassung an diesen Tatbestand erfolgt sein, indem jüngere Geschwister schon grundsätzlich nicht mehr für eine derartige Einflußnahme vorgesehen sind. Ich möchte das vorläufig nicht für wahrscheinlich halten, da die Zahlen, die ich angab, doch auch kleine Differenzen bei den jüngeren Geschwistern aufwiesen. Sie scheinen also doch nicht grundsätzlich ohne Bedeutung zu sein. Ich kann nicht entscheiden, ob die Einteilung nach Altersklassen, die im Schulalter pädagogisch unvermeidlich ist, vielleicht im Vorschulalter aus psychopathologischen Gründen Bedenken erregen könnte.

Die vorgeschlagenen Maßnahmen gelten der Verhütung der reinen depressiven Formen. Sollten in unserer kinderarmen Zeit ausnahmsweise einmal viele ältere Geschwister vorhanden sein oder sollten überlebhafte Eltern zu viele Anregungen an das Kind herantragen, dann wird man achtgeben, daß das Kind nicht übermäßig beansprucht wird und Gefahr läuft, später eine reine Manie oder eine der reinen Euphorien zu bekommen.

Für die beiden genannten *zykloiden Psychosen* gilt ähnliches wie bei den monopolaren phasischen Psychosen. In unserer kinderarmen Zeit muß unser Bemühen also dahingehen, das Auftreten der Verwirrtheitspsychose, die bei Mangel an älteren Geschwistern droht, zu verhüten. Hier konnte ich sogar unmittelbar beobachten, daß die Krankheit in einer Zunahme begriffen ist, gegen die man vorgehen sollte. Ich untersuche zur Zeit mit freundlichem Einverständnis von Herrn Kollegen Nickel Patienten im Griesinger-Krankenhaus und stelle fest, daß ich häufig auf eine Verwirrtheitspsychose und selten auf eine Motilitätspsychose stoße. Bei meinen früheren Patienten, die noch in einer Zeit geringerer Geburtenbeschränkung geboren wurden, war umgekehrt die Motilitätspsychose häufiger als die Verwirrtsheitspsychose. Man kann sich damit trösten, daß einer Zunahme auf der einen Seite eine Abnahme auf der anderen Seite entspricht, aber wir möchten ja gerne beide Psychosen verhüten.

Ganz anders als bei den monopolaren phasischen Psychosen stellt sich die Prophylaxe bei der *manisch-depressiven Krankheit* dar. Hier ist zuerst festzuhalten, daß es sich um eine erbliche Krankheit handelt. Da die Eltern ebenso häufig krank sind, wie die Geschwister, kann kein rezessiver Erbgang vorliegen. Bei Dominanz ist aber immer ein Elternteil voller Erbträger der Krankheit. Nach dem Erbgesetz muß daher ein Proband mit gesunden, d. h. nicht manifest kranken Eltern ebenso viele kranke Geschwister haben wie ein Proband mit einem kranken Elter. Bei der manisch-depressiven Krankheit trifft das nicht zu. Unsere Probanden mit gesunden Eltern hatten 15,5% kranke Geschwister, unsere Probanden mit einem kranken Elter dagegen 28,1%. Neben der Erblichkeit müssen also äußere Umstände eine wesentliche Rolle spielen. Sozialpsychiatrisch hat man wiederholt angenommen, daß das abnorme Verhalten eines Elters für eine Schizophrenie bei Kindern verantwortlich oder mitverantwortlich ist. Durch die Untersuchungen von *Heston* (1966) wurde diese Auffassung widerlegt. Bei der manisch-depressiven Krankheit scheint die sozialpsychiatrische Annahme aber zuzutreffen. Der Gedanke liegt nahe, daß durch die Krankheit eines Vaters oder einer Mutter

Erregungen entstehen, die bei den Kindern eine innere Unruhe erzeugen, in ihre Entwicklung eingreifen und das spätere Auftreten der Krankheit begünstigen. Wahrscheinlich besteht diese Gefahr während der ganzen Kindheit und Jugend. Ein Anhaltspunkt dafür, daß die Gefahr schon in der frühen Kindheit oder sogar besonders in dieser Zeit bestünde, ergab sich nicht.

Daß man unsere Beobachtungen nicht auf die Schizophrenien übertragen darf, ergab sich bei unseren Untersuchungen recht eindeutig, wie ein Beispiel zeigt. Die *Periodische Katatonie* ist ähnlich erblicher Art wie die manisch-depressive Krankheit. 20,0% der Eltern und 21,2% der Geschwister waren bei unseren Untersuchungen krank. Aber die Probanden mit kranken Eltern hatten hier nicht mehr, sondern im Gegenteil weniger kranke Geschwister als die Probanden mit gesunden Eltern. Wie sich dieser eigenartige Befund erklärt, kann ich hier nicht darstellen, aber man erkennt doch, daß *Heston* die sozialpsychiatrische Auffassung für die Schizophrenie mit Recht ablehnen konnte.

Zur Prophylaxe der manisch-depressiven Krankheit kann ich aber an dem Gedanken festhalten, daß die Unruhe, die durch die Krankheit eines Elters in der Familie entsteht, zur Manifestation der Psychose beiträgt. Man könnte also daran denken, ein Kind möglichst schnell aus der Familie mit einem kranken Elter herauszunehmen. Es ist nicht wahrscheinlich, daß man ihm damit helfen könnte, denn die Entfernung aus der Familie kann größere Erregungen mit sich bringen als das krankhafte Verhalten eines Elters. Aber die prophylaktischen Möglichkeiten sind dadurch nicht erschöpft. Wenn schon das krankhafte Verhalten eines Elters nachteilig ist, dann sicher auch Beunruhigungen des Kindes durch andere Störungen in der Familie. Man denkt hier an die sozialpsychiatrische Auffassung, daß unharmonische Familienverhältnisse zur Entstehung der Schizophrenien beitragen. Ob dies zutrifft, sei dahingestellt, aber für die manisch-depressive Krankheit ist diese Annahme berechtigt. Fürchtet man bei einem Kind, vielleicht wegen einer erblichen Belastung, daß es später manisch-depressiv werden könnte, wird man alles tun, um es in einer harmonischen Umgebung aufwachsen zu lassen. Leider werden Familienkonflikte häufig in Gegenwart des Kindes ausgetragen, man gefährdet es dadurch vielleicht mehr als es durch die erbliche Belastung gefährdet ist. Unter den Geschwistern unserer Patienten erkrankten etwa 20%. Nach den Erbgesetzen müßten bei einem dominanten Erbgang 50% erkranken. Es bleibt also mit 30% der größere Teil für äußere Verursachung, gegen die man prophylaktisch vorgehen kann.

Abschließend möchte ich eine allgemeine Bemerkung machen. Man hat sich in der psychiatrischen Forschung bei den endogenen Psychosen in unserer Zeit wieder betont organischen und biologischen Methoden zugewandt. Das ist einerseits erfreulich, bekennt man damit doch, daß die endogenen Psychosen Krankheiten sind, die sich im biologischen Bereich abspielen und mit neurotischen Entwicklungen nichts zu tun haben. Aber es wäre ein Fehler, wenn man wegen des bisher vergeblichen Bemühens, psychosoziale Ursachen zu sichern, den Versuch dazu aufgeben würde. Man muß nur andere Ursachen ins Auge fassen, als es sozialpsychiatrisch bisher geschah, nämlich Ursachen, die geeignet sind, in der Kindheit und Jugend in das biologische, nicht nur in das psychologische Geschehen einzugreifen. Dann kann man durchaus erfolgreich sein und auch Ergebnisse erzielen, die der Prophylaxe dienen.

Neue Entwicklungen bei präventiver Therapie der manisch-depressiven Krankheit

M. Schou

Patienten mit rezidivierender manisch-depressiver Erkrankung, ob vom unipolaren oder vom bipolaren Typ, sind heute in einer weitaus besseren Position als um 1960, als zwar effektive Behandlungsmethoden sowohl für die Manie als auch die Depression zur Verfügung standen, jedoch die Möglichkeit der Einflußnahme auf den Langzeitverlauf der Erkrankung unzureichend beachtet wurde. Es war in der Tat erst in den 60er Jahren, daß Untersuchungen mit quantitativen Ergebnissen nachdrücklich darauf hinwiesen, wie ernst die Langzeitprognose für diese Patienten ist (*Angst und Weis*). Die Wiederkehr der Erkrankung ist eher die Regel als die Ausnahme, und sehr viele Patienten erleiden Rückfall auf Rückfall. Diese neue Einsicht ging einher mit der Entdeckung der „prophylaktischen" Eigenschaften von Lithium, d. h. seiner Fähigkeit, das Wiederauftreten sowohl von Depression als auch von Manie zu verhindern oder zu mildern, wenn es als Dauerbehandlung gegeben wird (*Baastrup und Schou*). Das Interesse am prophylaktischen Effekt einer kontinuierlichen Behandlung mit Antidepressiva, bis dahin eher als selbstverständlich angenommen als exakt dokumentiert, wurde wiedererweckt; und innerhalb der letzten 10 Jahre sind weitere Alternativen zu Lithium entwickelt worden als Perspektive für Patienten, die nicht auf Lithium ansprechen oder es nicht vertragen.

Wo stehen wir heute? Hat die zusätzliche Erfahrung im Umgang mit Lithium zu einer Aufdeckung von späten Nebenwirkungen geführt, die ein kritisches Licht auf unseren langdauernden Gebrauch dieses Arzneimittels werfen? Haben sich die alternativen Behandlungsmethoden als so sicher und effektiv erwiesen, daß sie noch vor Lithium als prophylaktische Mittel der ersten Wahl zu gelten hätten? Dies sind Fragen von mehr als nur akademischem Interesse; von ihrer Beantwortung hängt die Lebensqualität von Tausenden Patienten mit manisch-depressiver Erkrankung ab.

Gegenwärtige Richtlinien der prophylaktischen Lithiumtherapie

Die Empfehlungen für den anzustrebenden Lithium-Serumspiegel haben sich in unserer Klinik in den letzten Jahren gewandelt. Früher strebten wir nach einer Serumkonzentration im Bereich von 0,8 bis 1,0 mmol/l, aber es scheint, daß eine Konzentration im Bereich von 0,5 bis 0,8 mmol/l nicht mit einer bedeutend geringeren prophylaktischen Wirksamkeit einhergeht, während viele Nebenwirkungen beim niedrigeren Blutspiegel wesentlich seltener und weniger ausgeprägt auftreten. Einige besonders empfindliche Patienten tolerieren nicht, und brauchen auch nicht, einen höheren Serumspiegel als 0,3 bis 0,4 mmol/l. Andererseits benötigen einzelne Patienten 0,9 bis 1,0 mmol/l zum Erreichen der vollen Wirksamkeit.

Ein Blutspiegel von 0,5 bis 0,8 mmol/l wird erreicht durch die Gabe von 25 bis 35 mmol je Tag an Patienten unter 40 Jahren, von 20 bis 25 mmol je Tag an Patienten im Alter von 40 bis 60 Jahren und von 15 bis 20 mmol je Tag an Patienten, die älter als 60 Jahre sind.

Die „Nierenpanik" der 70er Jahre ist heute Geschichte. Die Lithiumtherapie führt nicht, selbst wenn sie für viele Jahre fortgesetzt wird, zu einer zunehmenden Verschlechterung der Glomerulusfunktion und zur terminalen Azotämie (*Vestergaard* et al., *Vestergaard* und *Amdisen*). Bei einigen Patienten ist die Fähigkeit zur Urinkonzentration vermindert, jedoch ist dies nicht gefährlich, solange die Patienten ihr Durstgefühl nicht übergehen und eine Dehydratation vermeiden.

Eine schwere Intoxikation mit Lithium kann tödlich sein oder eine dauerhafte Schädigung des Kleinhirns zur Folge haben; jedoch entwickelt sich eine Lithiumvergiftung nicht plötzlich und tritt nicht unberechenbar auf. Es gibt Warnzeichen und Symptome, die anzeigen, daß die Lithiumkonzentration überprüft werden sollte. Und wenn die Intoxikation nicht durch absichtliche oder akzidentelle Überdosierung hervorgerufen wurde, entwickelt sie sich allmählich in spezifischen Risikosituationen. Diese sind solche, die durch Natriummangel oder Dehydratation charakterisiert sind. Unter diesen Umständen ist die renale Lithiumclearance reduziert, und die Lithiumbehandlung sollte zeitweilig unterbrochen oder die Dosis reduziert werden (*Schou*). Risikosituationen umfassen Zustände mit Wasser- oder Salzverlust, salzarme Diät, drastische Schlankheitskuren und der Anfang einer Behandlung mit Diuretika oder Antirheumatika. Besonders wichtig, weil besonders häufig, sind körperliche Erkrankungen mit Fieber, z. B. Influenza.

Präventive Therapie mit Antidepressiva

Nicht alle Patienten sprechen auf eine prophylaktische Lithiumtherapie an, und nicht alle ertragen die Behandlung. Alternative Therapien müssen daher gesucht werden.

Es ist nunmehr klar geworden, daß bei unipolaren Patienten eine Langzeitbehandlung mit Antidepressiva Rezidive effektiver verhindert als eine Plazebo-Gabe (*Glen* et al., *Prien* et al.). Bipolare Patienten bekommen unter einer solchen Therapie weiterhin manische Rückfälle, möglicherweise sogar mit erhöhter Frequenz; deshalb ist es auch nicht möglich gewesen, die prophylaktische Wirksamkeit von Antidepressiva im großen Maßstab durch Studien an bipolaren Patienten zu überprüfen. Einzelne bipolare Patienten kommen mit einer solchen Behandlung gut aus, aber eine Langzeitanwendung von Antidepressiva bei Patienten mit Manien in der Vergangenheit scheint im allgemeinen fragwürdig, da sie eine Tendenz zum „rapid cycling" verstärken können (*Goodwin*).

Wichtiger als der Vergleich mit Plazebo ist jedoch bei unipolaren Patienten der Vergleich mit Lithium. Es hat eine Tendenz gegeben, die prophylaktische Wirkung von Lithium bei unipolaren Patienten als nicht sicher begründet anzusehen, aber es ist vielleicht nicht zufällig, daß gerade in Amerika, wo die Diagnose von der unipolaren Erkrankung breiter gestellt wird als in Europa, solche Zweifel aufgeworfen wurden. Das Studium der vorhandenen Publikationen verrät meiner Meinung nach überzeugend, daß die Lithiumprophylaxe bei unipolarer Erkrankung solide dokumentiert ist. Die wesentlichste Frage bei unipolaren Patienten ist deshalb diejenige nach dem relativen Nutzen und den relativen Kosten von Lithium und Antidepressiva.

Der Nachweis bezüglich der relativen Effizienz der zwei Behandlungen ist widersprüchlich. Einige Studien haben darauf hingedeutet, daß Antidepressiva wirksamer als Lithium sind, jedoch haben die meisten Untersuchungen sie als gleichwertig oder Lithium als effektiver ausgewiesen (s. *Prien*). Unipolare Patienten sind demzufolge in der glücklichen Position, daß es hier eine Auswahl gibt. Sofern eine der Behandlungsmethoden nicht wirksam oder nicht verträglich ist, kann die andere mit einer erneuten Erfolgschance versucht werden.

Betrachtet man die Kosten, so ist Lithium das preiswertere Arzneimittel, und die Blutspiegelkontrolle kann unkomplizierter als bei Antidepressiva durchgeführt werden. Nebenwirkungen sind verschiedener Art bei Lithium und bei Antidepressiva, aber sie kommen in vergleichbarer Häufigkeit vor, so daß die individuelle Verträglichkeit die Wahl zwischen ihnen entscheiden sollte.

Es ist nicht klar, ob in einigen Fällen eine Kombination von Lithium mit einem Antidepressivum einen prophylaktischen Vorteil bietet gegenüber der Gabe nur eines der Medikamente.

Präventive Therapie mit Carbamazepin und Valproat

Die prophylaktische Wirkung antiepileptischer Arzneimittel ist erstmals durch französische und japanische Psychiater beobachtet worden (*Lambert* et al., *Okuma* et al.), jedoch sind Studien über ihren Wert bei rezidivierender manisch-depressiver Erkrankung inzwischen auf viele andere Länder ausgedehnt worden (siehe z. B. *Emrich* et al., *Post* et al., *Strömgren* und *Boller*).

Die Untersuchungen an diesen und anderen mutmaßlichen Alternativpräparaten gegenüber Lithium mußten vor dem Hintergrund der erwiesenermaßen starken Wirksamkeit von Lithium ausgeführt werden. Es scheint nicht gerechtfertigt, Patienten von der Behandlung mit einem sicher erprobten Medikament, dem Lithium, auszuschließen, um neue Medikamente von unbekanntem Wert zu testen. Die meisten Untersuchungen sind deshalb an sehr kleinen Gruppen durchgeführt worden, meistens weniger als 25 Einzelfälle, und an Patienten, die ausgewählt waren, da sie auf Lithium nicht ansprachen. Solche Gruppen können eine unverhältnismäßige Anzahl von Patienten einschließen, die aus verschiedenen Gründen refraktär gegenüber jeder Behandlung sind, und es ist deshalb nicht möglich, die Wirksamkeit der neueren Medikamente direkt mit der von Lithium zu vergleichen.

Deshalb ist die Interpretation der Beobachtung schwierig, und die Prüfung der prophylaktischen Wirksamkeit von Carbamazepin und Valproat auf der Grundlage von Langzeit-Doppelblind-Studien an zufällig ausgewählten Patienten in großer Zahl fehlt noch. Das heißt jedoch nicht, daß der Anspruch auf die prophylaktische Wirkung unbegründet sei. Selbst wenn Carbamazepin und Valproat nicht Präparate der ersten Wahl sind, so existiert dennoch eine Berechtigung für ihren versuchsweisen Einsatz bei bipolaren Patienten, die nicht auf Lithium ansprechen oder es nicht vertragen. Die Erfahrungen mit Carbamazepin sind heute umfangreicher als mit Valproat.

Nebenwirkungen und Risiken von Carbamazepin und Valproat sind anderer Art als die von Lithium. Die Carbamazepintherapie kann Schläfrigkeit, Schwindelgefühl, Ataxie und Verschleiertsehen hervorrufen, in seltenen Fällen Blutbildveränderungen und dermatologische Reaktionen verursachen. Carbamazepin kann die Sicherheit der hormonellen Kontrazeption herabsetzen. Häufige Nebenwirkungen von Valproat sind initiale Leibschmerzen, Tremor, Gewichtszunahme und Haarausfall. Es sind auch Gerinnungsstörungen und schwere Affektionen der Leberfunktion vorgekommen.

Andere vorgeschlagene Alternativen zu Lithium

Andere vorgeschlagene prophylaktische Alternativen erstrecken sich auf wiederholte Elektrokonvulsionen, Schlafentzug, 1-Tryptophan, 1-Hydroxytryptophan, Rubudium, Propranolol, 1-Thyroxin, Spironolacton, Acetazolamid, Verapamil und andere. Für keine dieser Methoden konnte eine unzweideutig bessere prophylaktische Wirkung als bei einem Plazebo nachgewiesen werden.

Interessanterweise zeigen neueste Einjahres- und Zweijahres-follow-up-Studien weniger Rückfälle bei manisch-depressiven Patienten, die eine kognitive Therapie erhalten hatten, als bei Patienten, die mit Antidepressiva behandelt worden waren (*Simons* et al., *Blackburn* et al.). Die Berichte befassen sich jedoch eher mit einer kontinuierlichen als mit einer präventiven Therapie, und die Patientengruppen sind klein.

Forschungsperspektiven

Seit langer Zeit nimmt Lithium eine einzigartige Position in der psychiatrischen Pharmakotherapie ein, und es gab keine gedanklichen Ansätze, die helfen würden, aus der Vielzahl seiner biologischen Effekte jene herauszufiltern, die wesentlich sind für die Wirkungsentfaltung bei der manisch-depressiven Erkrankung. Man kann hoffen, daß die Untersuchung von Ähnlichkeiten und Unterschieden zwischen Wirkungen des Lithium, der Antidepressiva und von Carbamazepin und Valproat nützliche Anhaltspunkte erschließen.

Beobachtungen und Spekulationen haben sich mit der GABA-ergen-Funktion, dem Limbischen System, den Adenosinrezeptoren im Hirn, den zyklischen Nukleotiden und der regulatorischen Rolle von Kalzium bei der Neurotransmission beschäftigt.

Allgemeine Überlegungen zur Langzeitpräventiv-Therapie

Zu welchem Zeitpunkt sollte die rückfallverhütende Therapie eingeleitet werden? Dies ist eine schwierig zu beantwortende Frage für die manisch-depressive Erkrankung im allgemeinen und mehr noch für den einzelnen Patienten. Es scheint als sicher, daß das bei den bisherigen Untersuchungen benutzte Auswahlkriterium, zwei oder mehrere Episoden innerhalb der letzten zwei Jahre, zu eng ist, weil es zu viele Patienten ausschließt, die von einer prophylaktischen Therapie profitieren könnten. Ein anderer empfohlener Ausgangspunkt ist, wenn bipolare Patienten ihre dritte und wenn unipolare Patienten ihre vierte Episode erlitten. Das jedoch könnte bereits zu spät sein; Suizide ereignen sich häufig früher. Individuelle Faktoren eher als numerische Betrachtungen müssen Berücksichtigung finden: die familiäre und die berufliche Situation, das Ansprechen auf herkömmliche Behandlungsverfahren, die Dauer der Episoden, die Intensität manischer Fehlhandlungen und -urteile, die Ernsthaftigkeit von Suizidversuchen. Eine Entscheidung zur prophylaktischen Behandlung sollte gemeinsam durch Psychiater und gut informierten Patienten und Ehepartner getroffen werden.

Die Häufigkeit von manisch-depressiven Rückfällen steigt mit steigender Krankheitsdauer an, bei bipolaren Patienten schneller als bei unipolaren. Wenn auch manche Patienten deshalb die prophylaktische Behandlung über viele Jahre benötigen, ist es doch psychologisch wichtig, daß der Psychiater die kategorische Feststellung „lebenslang" vermeidet. Die Frage nach der Dauer der Behandlung sollte für fernere Diskussionen im Blick auf weitere Erfahrungen offengelassen werden. Manchmal kann nach einigen Jahren unter engmaschiger Supervision eine Unterbrechung ungestraft durchgeführt werden. Jedoch kommen in den meisten Fällen früher oder später Rückfälle vor, und die Patienten, durch eigene Erfahrungen klüger geworden, nehmen die Medikation wieder auf.

Sollte eine Langzeiterhaltungstherapie jeglicher Art befriedigende Ergebnisse bringen, so muß sie auf einer engen und vertrauensvollen Beziehung zwischen Arzt, Patient und Familie beruhen. Eine psychologisch stützende Therapie fördert nicht nur die Compliance, sondern erhöht auch die Qualität des Behandlungserfolgs. Wenn prophylaktische Untersuchungen in den letzten Jahren manchmal spärlichere Ergebnisse als frühere Untersuchungen brachten, so könnte die Erklärung sein, daß mehr Patienten außerhalb der Klinik behandelt werden und weniger zur Aufnahme kommen, so daß jetzt andere Populationen getestet werden. Man kann dennoch nicht ausschließen, daß sich heutzutage die Aufmerksamkeit gegenüber Behandlungsregime und psychologischer Sorgfalt gelockert hat, weil die pharmakologische Prophylaxe nun mehr oder weniger als selbstverständlich angenommen wird.

Nicht nur Dosierung, Nebenwirkungen und Hinweiszeichen auf Rückfälle müssen beobachtet werden. Die unvermeidlichen persönlichen, ehelichen und sozialen Probleme, die mit einer Erhaltungsbehandlung verbunden sind, sollten durch entsprechende psychologische Führung berücksichtigt werden, und es ist wesentlich, daß die Patienten sorgfältig informiert und angeleitet werden, sowohl in verbaler als auch geschriebener Form. Bücher, die speziell für Patienten und deren Angehörige geschrieben wurden, sind in verschiedenen Sprachen erhältlich (*Schou*); sie können als eine Grundlage für das Gespräch zwischen Arzt, Patient und Familie dienen.

Zusammenfassung

Eine Senkung des Blutspiegelstandards bei Lithium auf 0,5 bis 0,8 mmol/l hat zu einer deutlichen Reduktion der Nebenwirkungen geführt. Die Sicherheit der Behandlung wird durch eine zeitweilige Unterbrechung oder Dosisreduktion von Lithium während besonderer Risikosituationen erhöht. Wichtig ist die Behandlungspause unter Krankheiten mit Fieber. Bei unipolaren, jedoch nicht bei bipolaren Patienten ist eine Dauerbehandlung mit Antidepressiva eine gültige Alternative zu Lithium, wobei die Wahl der Behandlung durch die individuelle Toleranz bestimmt werden kann. Carbamazepin und Valproat können bei bipolaren Patienten, die nicht auf Lithium ansprechen oder es nicht vertragen, versucht werden. Eine enge therapeutische Allianz zwischen Arzt, Patienten und Familie fördert nicht nur die Compliance, sondern erhöht auch die Qualität des Behandlungserfolgs.

Krankheitsbewältigung und endogene Depression

G. Ehle

Zum Konzept der Krankheitsbewältigung

Unter der Begründung, daß Erkrankte mit endogenen Psychosen morbogen bedingt keine Krankheitseinsicht hätten, wird dem Patienten keine echte innerpsychische Auseinandersetzung mit der Krankheit und ihren Folgen zugetraut. Das könnte daran liegen, daß viele Psychiater die Patienten erst dann sehen, wenn sie über die ersten Stadien der Auseinandersetzung mit dem veränderten Empfinden hinaus sind. *Mayer-Gross* untersuchte schon 1920 die Stellungnahme zur abgelaufenen akuten Psychose seiner Patienten und stellte dar, wie sie sich um Einordnung des psychotisch Erlebten in die Lebenskontinuität bemühten – also aktive Bewältigungs- und Abwehrleistungen. Trotz Betonung der psychosozialen Ursachen für chronifizierte Verläufe durch viele Autoren gibt es kaum systematische Untersuchungen zu dieser Thematik der Krankheitsbewältigung bei psychotisch Kranken. *Glatzel*, fußend auf *Weitbrecht*, sieht als biologische Grundsymptome nur die dynamische Restriktion, die vitale Minderung und die abnormen Rhythmisierungsphänomene, alle anderen vom Patienten beklagten oder beobachtbaren Verhaltensweisen seien „Ergebnis aus dem, was der Kranke aus den Grundsymptomen macht, bzw. was er daraus zu machen gezwungen wird". Dieser Denkansatz überwindet ein monokausales somatisches Krankheitsmodell auch für den psychiatrisch Kranken, der als Mensch verstanden wird, der sich mit den Veränderungen seines Körpers, seiner Befindlichkeit und der Infragestellung gewohnter sozialer Beziehungen auseinandersetzt. Dieser Ansatz steht in Übereinstimmung mit der marxistischen Persönlichkeitstheorie, wonach jeder Mensch, auch der Erkrankte sich nur über die aktive Auseinandersetzung mit den sozialen Anforderungen als Persönlichkeit in der Vielfalt seiner psychischen Funktionen entwickeln kann. Die bei endogen Depressiven sichtbaren Verhaltensweisen und von ihnen geschilderten Erlebnisstörungen wären somit neben dem Ausdruck der somatischen Grundstörung Ergebnis innerpsychischer Bewertungsprozesse und gleichzeitig Ausdruck von Anpassungsversuchen.

Jeder Erkrankte muß auf die initialen Symptome mit einem „Krisenmanagement" antworten, welches den Gesetzmäßigkeiten psychologisch erforschten Problemlöseverhaltens folgt. Es versteht sich, daß Vorerfahrungen hinsichtlich der Lösung belastender Anforderungssituationen sowie Persönlichkeitseigenschaften und die besondere Anforderungssituation (gesellschaftliche Normen, Erwartungsdruck ...) im konkreten Fall bestimmen, ob mehr Bewältigungs- oder mehr Abwehrleistungen eingesetzt werden. Aus theoretischen Gründen wäre es sinnvoll, zwischen Coping- und Abwehrleistungen im Sinne von *Norma Haan* für psychiatrische Krankheiten zu unterscheiden, da dieses Konzept eine sehr interessante Erweiterung der im deutschen Sprachraum üblichen Psychopathologiekonzepte beinhaltet. Für die praktische Tätigkeit scheint dies nicht unbedingt notwendig, der Arzt muß jedoch die „subjektiven Erklärungsmodelle" seines Patienten kennen, um zu verstehen, warum eher defensive oder regressive als aggressive oder leistungsbezogene Techniken sichtbar werden.

Die komplexe subjektive Situationsbeurteilung, die neben der rationalen Einschätzung der eigenen Ressourcen, die Anforderung zu bewältigen, auch immer irrationale Anteile enthält, bezeichnen wir als das „subjektive Erklärungsmodell". Unsere Konzeption baut auf den Daseinstechniken von *Thomae* auf (ausführliche Darstellung siehe 1). Wir fragen im Gespräch, welches der angebotenen Erklärungsmodelle das gegenwärtige Erleben des Patienten am ehesten trifft.

Krankheit kann erlebt werden als

1. Feind
   a) der besiegt werden kann (und muß)
   b) der unfaßbar, überwältigend ist (wahnhafte Steigerung z. B. im Beeinflussungs- oder Vergiftungswahn)
2. Verlust
   a) konkreter Verlust an Befindlichkeit, Aktivität, Stimmung, Schönheit ...
   b) eher symbolischer Verlust (Wertvorstellungen, Vertrauen zum eigenen Körper, Selbstbild ...)
   c) Verlust im sozialen Bereich (Funktionen, Angehörige, Partner ...)

3. Strafe
   a) als gerechte Strafe für gesundheitsschädigende Lebensführung, z. B. nach Alkohol-, Nikotinmißbrauch, falscher Lebensweise, Unfall (wahnhafte Steigerung, Versagens- und Versündigungswahn)
   b) als ungerechte Strafe
4. Entlastung oder Gewinn
   a) durch Entlastung aus sozialen oder familiären Anforderungen (Krankschreibung, Invalidisierung), oft auch als gerechter „Ausgleich" für Krankheit und Schädigung erlebt
   b) Krankheit ermöglicht eine Umbewertung der Wertvorstellungen mit einem anderen Selbstverständnis (neuer Lebenssinn), kann Verluste und Versagen entschuldigen und kompensieren
5. Schicksal
   a) das passiv hingenommen werden muß
   b) das in den Lebensentwurf integriert wird: „das Beste daraus machen"
6. Herausforderung
   a) gegenüber sich selbst, „trotzdem ..."
   b) gegenüber der Umwelt, besonders gegenüber Ärzten und Angehörigen (Gefahr der Überkompensation, beim Psychotiker „Pseudogesundheit").

Empirische Untersuchungen zur Krankheitsauseinandersetzung bei endogenen Depressiven

Schlafstörungen, Antriebsminderung, Libidostörungen, Angst- und Versagensgefühle werden nicht nur von Patienten ohne Vorerfahrungen, sondern auch sehr häufig in der zweiten oder dritten Erkrankungsphase nicht als psychische Erkrankung attribuiert, sondern es erfolgt eine Schuldzuweisung nach außen, z. B. auf Konflikte, Arbeitsüberforderung, Verlusterlebnisse. Desweiteren werden körperliche Erkrankungen als Erklärungsversuch herangezogen. Symptomverleugnung oder Fokussierung können solange als sinnvolle Bewältigsungstrategie angesehen werden, wie sie zur Mobilisierung von Energie führen, um Konflikte zu lösen oder durch vermehrte körperliche Anstrengung die Störung zu kompensieren. Oft stellt sich in der Anamnese ja heraus, daß der Patient leichte depressive Phasen so überwinden konnte. Kommt es bei Verstärkung der Symptomatik (oft jedoch zu spät aufgrund der Verleugnungstendenzen) zur Konsultation eines Arztes, so wird von ihm nicht selten die falsche Krankheitsinterpretation „körperliche Erkrankung" unterstützt. Alters- und geschlechtsspezifische Rollenanforderungen prägen dann die Bemühungen des Patienten, die krankheitsbedingten Abweichungen in erwartungskonformem Verhalten aufzufangen, bei zunehmender Überforderung und sozialem Unverständnis müssen sich depressive Rückzugsstrategien ausbilden, bzw. verstärken. Sie können in einen Schuldwahn münden. Bietet der Arzt nun mit der Diagnose der endogenen Depression die entlastende Krankenrolle an mit der daraus resultierenden ambulanten oder stationären Behandlung, so kann nicht erwartet werden, daß der Patient rasch diese Diagnose annimmt. Da körperliche Erkrankungen weitaus geringere Konsequenzen für die sozialen Interaktionen haben, wehren sich Patienten und Angehörige gegen die psychiatrische Diagnose. Behandlungsabbruch, Arztwechsel, offene oder verdeckte Verweigerung verordneter Medikation wären für diese Phase eigentlich als verständliche Auseinandersetzung anzusehen. Wenn der Arzt damit rechnet, kann er seine Kränkung ob dieses Patientenverhaltens rasch überwinden und mit Verständnis sich weiterhin um den Patienten bemühen.

Von 36 von Phasenbeginn an unter diesen Gesichtspunkten beobachteten Patienten waren 11, die sich lange gegen die Diagnose wehrten, nachfragten, auf dem somatischen Modell beharrten – sie erlebten die Krankheit am ehesten als Feind. Nur bei ihnen fand ich offenere aggressive Techniken wie Schuldzuweisung an Ehepartner, Kollegen oder vorbehandelnden Arzt, sie hatten lange Eigenbehandlung versucht, bagatellisierten Symptome. 5 weitere wählten das Erklärungsmodell Bestrafung und begründeten es mit Unterlassungen gegenüber Familienangehörigen und sexuellen Fehlhandlungen. Die restlichen 10 erlebten den Erkrankungsbeginn als einen schweren Verlust. Letztere Patienten zeigten vor allem Rückzugstechniken, wie Abbruch sozialer Beziehungen, Konzentration auf sich selbst und auf körperliche Symptome (bis hin zur hypochondrischen Wahnvorstellung) und Regression mit übermäßiger Abhängigkeit zu Bezugspersonen.

Bei hoher Medikation verschwanden bei 4 Patienten auch die letzten Reste aggressiver Techniken, so daß sich ihr Erklärungsmodell von Feind zu Verlust wandelte. Sehr hohe Medikation scheint mir deshalb problematisch, weil ich beobachtete, daß diese Patienten schwerer später die Integration der Erkrankung in ihr Lebenskonzept vornehmen konnten. Zu dem Erklärungsmodell Herausforderung oder Schicksal gelangten 7 der 8 Patienten, die durchgehend die Krankheit als Feind betrachtet hatten, bereits nach der ersten Phase. Patienten, die keine aggressiven Techniken verwandten oder verdeckt aggressiv mit Suizidabsichten reagierten, benötigen nach meiner Erfahrung mehrere Phasen, um eine realistischere Einordnung ihrer Erkrankungsdisposition zur endogenen Psychose in ihr Selbstbild zu gewinnen. Diese Einordnung ist jedoch Voraussetzung für die Bereitschaft zur konsequenten Dauermedikation oder zum Erkennen der ersten Symptome als Krankheitszeichen.

Mir scheint notwendig, daß gerade aggressive Strategien und Empfindungen, z. B. Neid auf die Gesunden, Zorn über den Rückzug der Familie und über Abhängigkeit im Patientenstatuts, die Patienten wahrnehmen und äußern können.

Eine kritische Auseinandersetzung mit Eigenschaften und Verhaltensweisen, die von Autoren wie *Tellenbach* und *Benedetti* als charakteristisch (teilweise als Voraussetzung) für viele depressive Patienten angesehen werden, versuchten die Patienten, oft wahnhaft verarbeitet und überinterpretiert, während der Phase im Gespräch mit dem Arzt. Dies erfolgt viel seltener im symptomfreien Intervall, wenn die psychologische Abwehr wieder voll funktionstüchtig ist und sie somit ihr Unbehagen verdrängen können. Sieht der Arzt in depressiver und Versagensproblematik, in selbstkritischen Äußerungen nur Symptome der Depression und nicht auch die Symptomatik als Resultante von Verhaltensstrategien im Umgang mit krankheitsbedingten Beeinträchtigungen, Lebenserfahrungen und Rollenverlust, so werden zu lange seine Versuche der Abgrenzung und Konfliktlösung behindert: „Warten Sie ab, wenn Sie erst wieder gesund sind, sieht alles anders aus ...!" Erst in den letzten Jahren habe ich gelernt, diese Auseinandersetzungsform als eine notwendige Etappe im Heilungsprozeß zu sehen, die weder durch Begütigung noch durch zu hohe Medikation verhindert werden sollte. *Laux* schätzte aufgrund einer Studie von über 600 ambulanten und 80 stationären Patienten mit chronisch depressivem Verlauf ein, daß bei Überwiegen des weiblichen Geschlechts fehlende Erwerbstätigkeit, Partnerlosigkeit sowie pessimistisch passive und zwanghafte Züge in der Primärpersönlichkeit die chronifizierten Fälle von Phasenausheilung unterschieden. Medikamente und Alkohol als ineffektive defensive Copingstrategie wurden von ihnen gehäuft eingesetzt, ihre Zusammenarbeit hinsichtlich prophylaktischer Medikation war ungenügend.

Von 58 nachuntersuchten Patienten hinsichtlich Compliance zur prophylaktischen Medikation hatten 12 die Krankheit nicht akzeptiert, sie teilten ihr Leben in gesunde und kranke Phasen ein. Ihnen und den Partnern war nicht bewußt, daß sie über depressives Reagieren manipulieren oder der Patient in die Krankenrolle hineingetrieben wurde, weil nur so eine komplizierte Ehe aufrechterhalten werden konnte. Unter dem Deckmantel von Rücksichtnahme und Verständnis wurden kritische Äußerungen zurückgenommen und Konflikte umgangen. Diese Patienten erlebten die Krankheit als Verlust, der unbewußte Gewinn wurde ihnen nicht deutlich. Stellt der Arzt diese Haltung nicht in Frage und gibt er nicht die volle Verantwortung an den Patienten, so unterstützt er ineffektive Bewältigungsstrategien, *Glatzel* bezeichnet dies als „sekundäre Habitualisierung".

Nur 18 Patienten hatten eine sehr gute Compliance, davon inzwischen 14 das Erklärungsmodell Herausforderung und 4 Schicksal. Die weiteren 18 mit ausreichender Compliance, also regelmäßiger Medikation, aber nicht sofortiger Zuordnung der auftauchenden Basissymptome zur psychotischen Erkrankung, so daß Krankschreibung und hohe Medikation nicht zu umgehen waren, hatten das Erklärungsmodell Verlust, Schicksal oder Feind.

Ein Erkrankter kann erst nach langer Auseinandersetzung, wenn er alle Vorbehalte, Widerstände, Fragen, Zweifel und Widersprüche besprochen hat, die Krankheit endogene Depression in sein Selbstbild und seinen Lebensentwurf aufnehmen. Unsere therapeutischen Strategien sollten weitaus stärker die aktive Auseinandersetzung des Kranken mit seinen Störungen und seinem Schicksal ermöglichen, dies wirkt sich nicht nur positiv auf die Compliance aus, sondern könnte ein Beitrag zur Prophylaxe sein.

Tendenzen in der medikamentösen Behandlung depressiver Psychosen

K. Ernst

Nach der Grundsteinlegung der modernen Psychopharmakologie 1952 durch die Einführung des Chlorpromazins als neuroleptische Wirksubstanz wird allgemein der Beginn der Geschichte der Antidepressiva drei Jahre später gesehen: Beschreibung des Iminodibenzylderivats Imipramin als „schwaches Chlorpromazin" sowie Feststellung des Schweizer Psychiaters *R. Kuhn*, daß die neue Substanz Verstimmungen, Anfälle und depressive Gehemmtheit beseitige. Durch *Crane* in den USA wurde praktisch gleichzeitig der Hemmer der Monoaminooxydase (MAO) Iproniazid bewußt zur Behandlung von Depressionen eingesetzt. So waren 1957 zwei antidepressive Psychopharmaka bekannt geworden, die unterschiedliche Wirkprinzipien besaßen. Nachdem 1960 das imipraminähnliche Amitriptylin in die Klinik eingeführt werden konnte, wurden die in den meisten Ländern trotz der Entwicklung mehrerer Hydrazinderivate, so auch des bei uns bekannten Phenelzins, antidepressiv wirksamen MAO-Hemmer wegen ihrer toxischen Nebenwirkungen wieder zurückgezogen. Der Entwicklungsprozeß der bisherigen drei Dekaden ließ mehr und mehr die trizyklischen Antidepressiva vom Typ des Imipramins in den Vordergrund treten, wobei auch eine nicht geringe Anzahl nichttrizyklischer Wirksubstanzen in die Klinik eingeführt wurde.

Die Wirkung der gängigen Antidepressiva (der Begriff Thymoleptika findet aufgrund des unterschiedlichen, nichteinheitlichen Gebrauchs immer seltener Anwendung) wird damit begründet, daß sie im zentralen noradren- oder/und serotonergen Transmissionssystem über die Hemmung Membranpumpe die Rückresorption der entsprechenden Überträgerstoffe im synaptischen Spalt erschweren und somit in höherer Konzentration auf die Rezeptoren der postsynaptischen Membranen fungieren können. Inzwischen gibt es bereits spezifische antidepressive Substanzen, die selektiv entweder die Wiederaufnahme von Serotonin oder von Noradrenalin (z. B. Desipramin) hemmen, bzw. von der klinischen Wirkung her imipraminverwandte Antidepressiva (z. B. Mianserin, Trazadon), die hingegen keinen dieser Blockierungsmechanismen erkennen lassen. Zusammen mit dem verzögerten antidepressiven Wirkungseintritt bei sofortigem Auftreten der bekannten Nebenwirkungen läßt doch die Verknüpfung der klinischen Wirksamkeit mit den aufgeführten verschiedenen biochemischen Alterationen recht zweifelhaft erscheinen. Mit der neuerdings nachgewiesenen Erniedrigung der Sensivität noradrenerger Rezeptoren bei fast allen untersuchten Antidepressiva, die bei chronischer Verabfolgung die Rezeptordichte auf der postsynaptischen Membran herabsetzen, ist zwar ein besserer gemeinsamer Nenner gegeben, doch vermag z. Z. auch dieses Arbeitsmodell die Assoziation zur klinischen Wirksamkeit nicht ausreichend zu erklären, und es gibt bereits selektive Serotoninaufnahmehemmer, die diese β-Down Regulation generell vermissen lassen.

GABA-erge Blockierungsmechanismen bei intaktem serotoninergen System wurden ebenfalls bereits untersucht, und bei entsprechenden Antikonvulsiva (z. B. Carbamazepin, Valproat) kann durchaus ein antidepressiver Effekt angenommen werden. Leider reichen die bisher nur wenig vorliegenden Untersuchungen jedoch längst nicht aus, diesen zu beweisen und eine Überlegenheit gegenüber den Antidepressiva 1. und 2. Generation zu postulieren. Carbamazepin (Finlepsin®), ebenso auch Valproat (Convulsofin®) sollten aber als Medikamente für die Phasenprophylaxe bei Affektpsychosen und als Antimaniaka nunmehr in die psychiatrische Praxis übernommen werden. Eine entsprechende Indikationserweiterung erscheint uns gerechtfertigt.

Weniger günstig zeichnet sich z. Z. die Forschungssituation auf dem Gebiet der Opioide ab. Bei den vornehmlich analgetischen Substanzen mit morphinähnlichen Wirkungen ist neben der Suchtproblematik der sehr schnelle Abbau dieser Endorphine (z. B. Buprenorphin) ein für den klinischen Einsatz limitierender Faktor.

International stehen uns derzeit folgende Substanzklassen als Antidepressiva zur Verfügung:

1. trizyklische Antidepressiva
2. nichttrizyklische Antidepressiva
3. MAO-Hemmer
4. Aminopräkursoren.

In unserem Lande sind 6 Antidepressiva, die alle der ersten Gruppe der Trizyklika angehören, registriert und im Handel. Überblickt man die Literatur oder weiß man, daß dem Arzt in der BRD 15 trizyklische und 7 andere Antidepressiva zur Verfügung stehen, erscheint dies eine verhältnismäßig kleine Zahl. Es ist aber andererseits festzustellen, daß es bisher keinen Beweis gibt, daß auch nur eine der neueren Substanzen Amitriptylin oder Imipramin (z. B. Pryleugan®) klinisch überlegen wäre. Einige zunächst hochgeschätzte Antidepressiva, wie die selektiven Aufnahmehemmer Zimelidin und Nomifensin, mußten wegen unerwarteter neuroimmunologischer Komplikationen sogar wieder aus der klinischen Anwendung zurückgezogen werden.

Aminpräkursoren (wie L-Tryptophan) und spezifische, sich noch in der klinischen Erprobung befindliche MAO-Hemmer lassen ebenfalls keine Wirküberlegenheit erkennen und sind aufgrund ihrer weniger deutlichen antidepressiven Wirkung wohl eher bei neurotischen und reaktiven Depressionen einzusetzen, wenn sich bei letzteren ihre therapeutische Sicherheit bestätigen sollte.

Mit den bisherigen Antidepressiva gelingt es bereits heute in der ambulanten Betreuung und Behandlung eine Remissionsrate von bis zu zwei Drittel der depressiven Patienten zu erreichen. Unverkennbar – ein wesentlicher Fortschritt durch die moderne Psychopharmakologie, doch verbleibt eine nicht geringe Anzahl therapeutisch schwer angehbarer bzw. resistenter Depressionen, bei denen man auch in der Klinik mit der üblichen Anwendung und Dosierung der klassischen Antidepressiva kaum eine befriedigende oder vollständige Remission erwarten kann. Hier hat sich neben der nach wie vor für spezielle Indikationsbereiche erforderlichen Elektrokonvulsionstherapie inzwischen die antidepressive Infusionsbehandlung (Amitriptylin, Hydiphen®) als zusätzliche Standardtherapiemethode etabliert. Trotz der bisher in kontrollierten Studien nicht nachgewiesenen Überlegenheit gegenüber oraler Antidepressiva-Behandlung könnten für ihre klinisch-empirischen Erfolge psychologische Faktoren mitausschlaggebend sein. Leider hat sich die Hoffnung nicht bestätigt, den Therapieerfolg für bestimmte antidepressive Behandlungen nach klinischen und allgemeinen Patientenmerkmalen vorauszusagen. Solche handlungsrelevanten Hinweise fehlen auch noch trotz einer Vielzahl von angegebenen biochemischen und psychophysischen Befunden, die in nächster Zeit wohl kaum einen prädikativen Wert erwarten lassen. Eine weitere Optimierung der Therapie ist durch die Bestimmung verschiedener Antidepressiva-Plasmakonzentrationen zu erhoffen. Entsprechende Messungen sind derzeit aber nur in vereinzelten Kliniken möglich, und noch ist der Zusammenhang zwischen therapeutischer Wirkung und Plasmakonzentration nicht endgültig geklärt.

Bei Ausschöpfung der bisher genannten Behandlungsmöglichkeiten (unter Einschluß auch einer Zweizügeltherapie bzw. des Umstiegs auf ein Neuroleptikum allein) wird bei anhaltender Therapieresistenz bzw. unzureichendem Erfolg die Kombination eines trizyklischen Antidepressivums mit einem MAO-Hemmer oder mit 20 bis 30 mmol Lithium täglich zu erwägen sein.

Trotz aller Fortschritte in der somatischen Behandlung depressiver Psychosen zwingen uns u. a. therapierefraktäre Krankheitsverläufe zur weiteren Suche nach anderen erfolgversprechenden Möglichkeiten.

Mehrdimensionale Therapie depressiver Psychosen unter Berücksichtigung der nosologischen Zuordnung

H. Kulawik

Der eigene Standpunkt im Hinblick auf die Wichtung unterschiedlicher Therapieverfahren im Rahmen der Behandlung von Depressionen unter nosologischem Aspekt hängt mit der Tatsache zusammen, daß wir in der Charité schwerpunktmäßig mit der neurobiologischen Forschung befaßt sind. Entsprechende Untersuchungsergebnisse lassen keinen Zweifel daran, daß Störungen im Transmitter-Metabolismus an der Entwicklung depressiver Zustandsbilder beteiligt sind. Die neurobiochemischen Untersuchungen werden bei uns auch in der ausdrücklichen Absicht der Therapie-Prädilektion durchgeführt: Aus der Art der jeweiligen Stoffwechselstörung wird der Einsatz des Pharmakons abgeleitet, das am ehesten geeignet ist, die jeweilige neurobiochemische Störung zu überbrücken.

Gegenwärtig ist es noch nicht möglich, aus den bisher vorliegenden Forschungsresultaten verallgemeinernd Therapieempfehlungen abzuleiten. Dennoch beeinflußt unsere Arbeitsrichtung eigene Standpunkte zu verschiedenen kritischen Fragen der Therapie depressiver Psychosen. Unter notwendigem Verzicht auf eine systematische Darstellung formuliere ich im folgenden einige Thesen und Postulate, die jeweils kurz kommentiert werden sollen.

1. Im Beginn von Diagnostik bzw. Therapie depressiver Zustandsbilder soll das ärztliche Vorgehen auf eine präzise Syndromerfassung ausgerichtet sein.

Die grundsätzlich anzustrebende nosologische Zuordnung kann anfangs häufig nur vermutungsweise vorgenommen werden, wobei entsprechende Hinweise aus der speziellen Syndromgestaltung und aus Erbbefunden ableitbar sind. Die endgültige Diagnose kann häufig erst durch den weiteren Verlauf erhärtet werden. Die Therapie muß aber zum frühestmöglichen Zeitpunkt, also mindestens unmittelbar nach der syndromatischen Erfassung, beginnen.

2. Bei der Diagnostik ist die gezielte Suche nach dem Vorliegen eines endogenomorph-depressiven Achsensyndroms im Sinne von *Berner* empfehlenswert. Weil die depressive Stimmungsänderung kein obligates Kennzeichen einer depressiven Psychose darstellt, wird das zeitlich abgesetzte Auftreten von ausgeprägten Veränderungen der Befindlichkeit, des affektiven Ansprechens oder des Antriebes in Verbindung mit Biorhythmusveränderungen zu den obligaten Symptomen des endogenomorph-depressiven Achsensyndroms gezählt.

3. Die Psychopharmakotherapie, die den ersten Stellenwert in der Therapie depressiver Psychosen hat, richtet sich nach der phänomenologischen Ausgestaltung des endogenomorph-depressiven Achsensyndroms. Die je nach der phänomenologischen Ausgestaltung anzuwendenden Antidepressiva vom Imipramin-, Amitriptylin- oder Desimipramintyp dürfen keinesfalls unterdosiert werden.

4. Das Vorliegen eines ausgeprägten psychosomatisch-neurasthenischen Syndroms erfordert eine sorgfältige Differentialdiagnostik im Hinblick auf larvierte Depressionen sowie auf depressive Neurosen mit entsprechender Differentialtherapie.

Bei den larvierten Depressionen, die meist periodisch, gelegentlich auch zyklisch verlaufen, ist die psychosomatische Symptomatik derart ausgeprägt, daß die dahinter sich verbergende Psychopathologie oft nur schwer zu erkennen ist. Bei der Erstdiagnostik ist es erforderlich, gezielt nach den Symptomen des endogenomorph-depressiven Achsensyndroms zu fahnden. Erweist sich die larvierte Depression dabei als eine somatisierte Erscheinungform der depressiven Psychose, stellt die Therapie mit Antidepressiva wiederum die wichtigste Therapiemaßnahme dar. Besonders geeignet ist in diesen Fällen die Anwendung von Amitriptylin, Trimipramin (Herphonal) oder von Pipofezin (Azaphen). Bei depressiven Psychosen im Involutionsalter, die häufig dem Phänotyp der larvierten Depression ähneln, empfiehlt sich die Anwendung der therapeutisch gerade eben wirksamen Dosis der genannten Antidepressiva. Angesichts des positiven Einflusses auf die Blut-Liquor-Schranke ist in diesen Fällen eine zweiwöchige Strophanthin-Applikation indiziert, auch bei regelrechtem

EKG-Befund (morgens und abends $^{1}/_{4}$ mg Strophanthin in 10 ml 20%iger Glucoselösung).

Depressive Neurosen mit psychosomatischer Symptombildung zeigen nicht die komplette Symptomatik des endogenomorph-depressiven Achsensyndroms. Insbesondere fehlen die typischen Biorhythmusstörungen, und Störungen der Befindlichkeit, des affektiven Ansprechens und des Antriebes treten nicht zeitlich abgesetzt auf. Eher zeigt sich eine chronische, durchaus über längere Zeiträume undulierend verlaufende „aversive Abkehrhaltung" vom Leben. Am Rande sei erwähnt, daß im Beginn der Behandlung depressiver Neurosen eine lege artis durchgeführte Therapie mit Antidepressiva indiziert ist. Diese Verfahrensweise setzt sich international mehr und mehr durch, sie hängt u. a. mit neurobiochemischen Untersuchungsbefunden zusammen, welche besagen, daß bei langanhaltenden emotionalen Belastungen der präsynaptische Speicher von biogenen Aminen entleert sein kann. Die eigentliche psychodynamisch orientierte Psychotherapie schließt sich an die Psychopharmako-Therapie an, in einigen Fällen erübrigt sie sich aber, weil die Behandlung mit Thymoleptika bereits zu einer weitgehenden Gesundung geführt hat.

5. Bei therapieresistenten depressiven Psychosen ist die Indikation einer kombinierten Infusionsbehandlung, eines Schlafentzugs oder einer Heilkrampfbehandlung kritisch zu prüfen. Eine Therapieresistenz liegt vor, wenn eine 2malige Therapie mit zwei unterschiedlichen, ausreichend hoch dosierten Antidepressiva von jeweils 3wöchiger Dauer erfolglos geblieben ist. Die Reaktion auf einen Schlafentzug kann therapieprädiktorisch gewertet werden, und ein Schlafentzug ist im Verlaufe der Therapie auch früher anwendbar, also schon vor der Feststellung einer Therapieresistenz: Bei Depressionsabnahme auf Schlafentzug ist die Behandlung mit Klomipramin (Hydiphen) indiziert, bei fehlendem Ansprechen auf Schlafentzug eher die Anwendung von Maprotilin (Ludiomil). Bei therapieresistenten Depressionen und bei Patienten, deren depressiver Zustand eine rasch einsetzende antidepressive Wirkung verlangt, ist nach 5tägiger intramuskulärer Entspannungskur mit einem Neuroleptikum (z. B. Chlorprothixen 3 × 15 bis 30 mg) eine 10- bis 20tägige kombinierte Tropfinfusionsbehandlung mit Klomipramin (Hydiphen) und Maprotilin (Ludiomil) anwendbar.

Die Heilkrampfbehandlung ist bei jenen Ausformungen endogener Depressionen indiziert, wenn rasche Abhilfe besonders wichtig ist (z. B. beim stuporösen Syndrom und bei schwerer Agitation) oder wenn für die medikamentöse Therapie Kontraindikationen bestehen (renale und kardiale Erkrankungen, Frühschwangerschaft). Bei Therapieresistenz hinsichtlich Pharmakotherapie liegt die Anwendung einer Heilkrampfbehandlung nahe, und spezielle Indikationen liegen vor bei irrationalen Schuldgefühlen, bei syntonem Wahn und bei depressiven Psychosen im Involutionsalter, die im übrigen auf Schlafentzug erfahrungsgemäß eine geringe Respons zeigen.

6. Der annehmbar nachgeordnete Stellenwert psychoreaktiver Faktoren im Bedingungsgefüge endogener Depressionen impliziert hinsichtlich der Komplextherapie deren adäquate Wichtung, was grundsätzlich auf eine Psychotherapie bei endogenen Psychosen hinausläuft. Die Erfahrung, daß die somatische Therapie in Verbindung mit Psychotherapie die Aufnahmefähigkeit der Kranken für Kommunikation fördert, läßt die Schlußfolgerung zu, daß die Hauptaufgabe der Psychotherapie bei endogen-depressiven Psychosen in der Resozialisierung liegt. Für die Therapie im akuten Stadium depressiver Psychosen empfiehlt sich ein Vorgehen, bei welchem die Somatotherapie den ersten Stellenwert hat und die begleitende Psychotherapie sich auf die ärztliche Führung mit angstmindernden Gesprächen beschränkt. Solche Gespräche praktizieren wir auch in Gruppenform, wobei wir uns an der von Ruth Cohn propagierten „themenzentrierten Interaktion" orientieren. Im Einzelgespräch entlastet es den Kranken, wenn man mit ihm gleichsam Psychopathologie treibt, indem man sich die von ihm erlebten depressiven Störungen immer wieder genau beschreiben läßt. Kurze, aber regelmäßige Kontakte können hilfreicher sein als lange, aber unzuverlässig aufeinanderfolgende Gespräche.

7. Die weithin erkennbare Tendenz, anstelle der Arbeitstherapie eine kunsthandwerklich verbrämte Beschäftigungstherapie anzuwenden, läßt die Potenzen, die die Arbeit für den psychotisch Kranken auch im akuten und subakuten Stadium haben kann, außer acht. Der Aufschwung der psychiatrischen Therapeutik in den letzten Dezennien hat zu einer Preisgabe des Prinzips der Arbeitstherapie geführt, das unter den Bedingungen des Anstaltswesens zu Beginn dieses Jahrhunderts beispielsweise von *H. Simon* konzipiert worden war. Mit der Arbeitstherapie bezweckte *Simon*, das im Kranken Gesundgebliebene anzusprechen. Dabei sollen auch das Gemeinschaftsgefühl und das Gefühl für Verant-

wortlichkeit gestärkt werden. Simon betonte, daß den Kranken ausdrücklich sinnvolle und notwendige Arbeiten übertragen werden müssen. Namentlich in psychiatrischen Hochschulkliniken scheint hier in der „rehabilitativen Kette“ eine Lücke zu klaffen, ein Glied zu fehlen. Während die maßgeblich von *E. Lange* entwickelte ausgelagerte Arbeitstherapie nach Abklingen des akuten Stadiums sich weithin bewährt, mangelt es im akuten Stadium häufig an Möglichkeiten, die Kranken mit „notwendigen und nützlichen“ Arbeiten zu betrauen, und jene kunsthandwerklich verbrämte Beschäftigungstherapie stellt keinen Ersatz dafür dar.

Gedanken zur Psychotherapie bei endogenen Depressionen

G. Lobeck

Trotz vieler blasser Stellen hat das Bild der Psychiatrie von den endogenen Depressionen sichere Konturen. Es nimmt von der Psychotherapie die Versuchung, diese Krankheit nur unter dem Aspekt der Psychogenie zu sehen. Andererseits scheint die Psychiatrie nun psychotherapeutischer Mitbehandlung in neuer Weise offener. Wir registrieren dies u. a. daran, daß uns jetzt gelegentlich phasenprophylaktisch medikamentös eingestellte Patienten zur Psychotherapie überwiesen werden. Die Zahl jener bei uns ist bislang zu klein, um repräsentativ zu sein. Dennoch meinen wir, bestimmte generalisierbare Gesichtspunkte des Verstehens und Behandelns herausheben zu dürfen. In der Kürze der Zeit will ich mich auf eine gesonderte Sicht des Verständnisses für diese Patienten begrenzen – vorausschickend zunächst folgende Überlegungen:

Die gelegentliche Auslösbarkeit auch endogen-depressiver Phasen wird heute kaum noch bestritten. Diese situative Ansprechbarkeit legt nahe, außer der Pharmakoprophylaxe auch noch eine Psychoprophylaxe ernst zu nehmen.

Schlagwortartig seien als auslösefördernd genannt: Störungen des Ordnungsgefüges, Verlustsituationen und ein Mißverhältnis zwischen Selbstverpflichtung und der Fähigkeit, sich zu verwirklichen; erworbene, ungenügende Realitätskontrolle – Hilflosigkeit bzw. subjektiv überlastende Anforderungen zu Umorientierung und Neustrukturierung.

Aufgehobensein in naher, tragender Bindung, soziales Gesichertsein durch Leistungsstetigkeit, Zuverlässigkeit, Zielstrebigkeit und Ordnung scheinen bei nicht zu kräftiger Penetranz des endogenen Faktors spezifischem Hilflosigkeitserleben gut vorzubauen. Merkwürdigerweise werden wir hier an *Tellenbach* erinnert. Nur verlockt es jetzt, die von ihm beschriebenen Charakterzüge des Melancholikers nicht als zur Krankheit hinführende konstitutionelle Gegebenheiten anzusehen. Im Gegenteil – in angemessenem Maße vorhanden, möglicherweise sogar in Reaktion auf strukturelle Besonderheiten sich ausformend, scheinen sie Konstellationen anzustreben, die bekannten Auslösebedingungen eigentlich entgegenstehen. Erst die Übersteigerung dieser hier eher protektiv gesehenen Charakterzüge fördert dann das, was man abwenden wollte. Dies beschreibt *Tellenbach* anschaulich in der Inkludenz- oder der Remanenzsituation.

Die hier unterstellte Auseinandersetzung des Betroffenen von vornherein mit seiner bio-(psycho-) sozialen Gegebenheit ist im nachhinein, nach durchlebter Psychose, erst recht gefordert. Es versteht sich von selbst, daß bei unseren Patienten hier Fehlbewältigung dominiert. Nach unseren Erfahrungen sind wir aber zu schnell versucht, allein das Bestimmungswort „Fehl-" im zusammengesetzten Wort „Fehlbewältigung" zu lesen. Uns wurde es wichtig, in den selbstgefundenen Antworten unserer Patienten auf das endogen-depressive Geschehen nicht nur die Fehlanpassung, sondern ebenso den diesen Patienten möglichen Versuch individueller Bewältigung zu sehen.

Ein Beispiel soll dies illustrieren: Der besondere Umgang des Depressiven mit eigener Aggressivität ist bekannt. Ausgeprägte endogen-depressive Phasen, die sich einem Einfühlen im Sinne des Motivverstehens immer entziehen, zeigen sich bei genauem Hinsehen auch als eine erhebliche narzißtische Kränkung. Hier wäre u. a. eine kräftige Portion Wut als aggressive Antwort angemessen. Nach außen gerichtet, läge in dieser Wut Gefahr für gerade jetzt notwendige haltende Bindungen. Internale Schuldzuschreibung scheint bezüglich der Aggression das abwenden zu wollen.

Immer wieder imponierte bei unseren Patienten die im Kontakt weitgehend ausgeklammerte, indirekt dagegen oft spürbare aggressive Gespanntheit. Festhalten an diesem außerhalb der Phase nicht mehr angemessenen Anpassungsversuch, bleibende Einengung auf nur diese Form aggressiven Verhaltens bestimmte sehr häufig die neurotische Komplizierung bei ihnen.

Wir verstanden den besonderen Umgang mit eigenen aggressiven Impulsen während der Krankheitsphase auch aus der Notwendigkeit zu haltendem Mitweltkontakt. Im Verlauf der Psychotherapie sahen wir somit für diese Patienten Handhabe eigener Aggression immer nur im Kontext der für sie besonders wichtigen, nahen, tragenden, aber nichtsymbiotischen Bindung.

Aus den Bildern, die wir uns zu unseren Patienten schaffen, ergeben sich Zugang und Therapieziel. Sensibilität für Kompensationswunsch von vornherein und Bewältigungsstreben im nachhinein auf offenbar besondere biologische und früh gewachsene Gegebenheiten scheint uns ein tieferes Einfühlen in die außergewöhnliche Situation unserer endogen-depressiven Patientengeben zu können. Wir erlebten dies hilfreich.

Depressionsbehandlung unter den Bedingungen der Tagesklinik

F. Ficker

Die Schaffung eines differenzierten und gestuften Systems psychiatrischer Betreuung, bestehend aus ambulanten, halbstationären und stationären Einrichtungen mit flankierenden und komplementären Abteilungen für geschütztes Arbeiten, Wohnen und Freizeitgestalten, ist ständige Forderung. Damit werden immer klarer Behandlungsschwerpunkte erkannt, grenzen sich Gruppen zu betreuender Kranker ab, die sich bezüglich Psychopathologie, Diagnose, sozialer Integration deutlich unterscheiden.

Diagnostik und Therapie unter dem Aspekt biopsychosozialen Krankheitsverständnisses erfordern, mehr als bisher praktiziert, besonders psychosoziale Faktoren zu erfassen, zu werten und zu beeinflussen. Das erfordert, neben Arzt und Schwester auch Psychologe und Fürsorgerin, Arbeits- und Musiktherapeut im Therapeutenkollektiv zu haben, sie weitergebildet und psychotherapeutisch eingesetzt zu wissen. Dann wird Krankheiten wie psychogenen Psychosen, paranoiden Entwicklungen, mehrdimensional bedingten Depressionen optimal entsprochen werden können. Zumal durch den täglichen Kontakt zum sozialen Umfeld – zu Familie, Freundeskreis und später über ausgelagerte Arbeitstherapie zum Arbeitskollektiv – können psychosoziale Faktoren konkret erlebt und deren Einfluß auf den Krankheitsprozeß realitätsgerecht beeinflußt werden. Gemeindenähe, Familiennähe und Betriebsnähe sind wohl in Tagesklinikbehandlung am einfachsten realisierbar. Dazu vermittelt Tagesklinik dem Erkrankten die Gewißheit, soziale Kontakte zu erhalten, stationäre Aufnahme zu umgehen, damit auch eine oft befürchtete, aber leider noch real gegebene Abstempelung durch die Umwelt zu vermeiden.

Der Zugang zur Tagesklinik, damit zu intensiverer Therapie gerade bei ambivalenter Krankheits- und Behandlungseinsicht, ist leichter, widerstandsgeringer, medizinpsychologisch günstiger. Die notwendige Einbeziehung der Angehörigen ermöglicht, auch und gerade beim depressiv Erkrankten, daß er besser und schneller seine Krankheit akzeptieren kann. Probleme von Compliance, die durch sorgfältige Kontrolle stationär wohl geringer sind, bedürfen bei halbstationärer Betreuung immer betonte Beachtung. Genauso beachtenswert ist, Erfahrung von Patienten mit guter Compliance in der Gruppenvisite für andere Patienten so zu vermitteln, daß deren Einstellung z. B. zur Lithium-Prophylaxe positiv beeinflußt, durch themenzentrierte Gruppengespräche zusätzlich vertieft wird.

Eigenständig funktionierende Tageskliniken – nicht Tagespatientenführung mitten unter stationären Patienten – ermöglichen durch die bestehende Gruppe von vornherein, Prozesse der Wiederanpassung des Erkrankten unter Rehabilitationsaspekt in Gruppenbetreuung bei Visite, Gesprächstherapie, Arbeits- oder Musiktherapie zu führen. Damit können Kommunikationsstörungen trainierend behoben, soziale Integrationsbemühungen im Schutze der therapeutischen Gruppe versucht werden. Das Therapeutenteam wirkt mit einer Fürsorgerin, eingesetzt als Sozialassistentin, in den Sozialraum hinein, so daß Familie und Arbeitskollektiv durch diese Bindung selbst zu therapeutischen Faktoren im Rehabilitationsprozeß des Patienten werden.

Unter 1021 Tagespatienten in einem Behandlungszeitraum von fünf Jahren waren 40% cyclothym Erkrankte, stellten damit diese Patienten den größten Anteil; neben 10% Schizophrenien, 6% hirnorganischen Psychosyndromen wurden 8% Involutionsdepressionen, 11% Neurosen (5% neurotische Depressionen), 6% paranoide Entwicklungen und 4% reaktive Depressionen behandelt. Insgesamt also 57% Tagespatienten mit depressiven Syndromen. Einweisungsschreiben und psychopathologischer Befund registrierten eine Suizidgefährdung bei 41% der Tagespatienten (34% bei Involutionsdepressionen, 51% bei Cyclothymien). Trotz dieser Gefährdung wurde halbstationäre Betreuung erfolgreich praktiziert, auch weil die Fremd- und Selbstgefährdung durch ein als stabil eingeschätztes familiäres Milieu beherrschbar erschien.

Interessant erscheint der Vergleich von Früh- und Folgerehabilitation. 33% aller Tagespatienten wurden nach stationärer Entaktualisierung überwiesen, dokumentierten die Brückenfunktion semistationärer Behandlung zwischen Klinik und Ambulanz mit Folgerehabilitations-Zielstellung.

Entsprechend werden 67% direkt aus der Ambulanz zur Tagesklinik überwiesen, damit Frührehabilitation in einer Psychiatrie ohne Bett fordernd.

Während bei Schizophrenien 79% von Station, 21% aus Ambulanzen kamen, betrug dieses Verhältnis von Folge- und Frührehabilitation bei Involutionsdepressionen 40:60%, bei Cyclothymien 31:69%, bei reaktiven Depressionen 28:72% und bei neurotischen Depressionen gar 26:74%. Damit kann dokumentiert werden, die Existenz einer Tagesklinik vorausgesetzt, welch hoher Anteil ambulant nicht führbarer depressiver Syndrome ohne stationäre Betreuung behandelt werden kann. Dazu wird ein Therapieprogramm notwendig, das bei Realisierung aller biologisch-medikamentösen Therapiemaßnahmen umfassend Psycho- und Soziotherapie entsprechend dem Behandlungs-Etappensystem nach *Kabanov* integriert.

Die Psychopharmakotherapie, wie bei stationärer Behandlung mit syndromspezifischer Ausrichtung bekannter Antidepressiva unter dem zusätzlichen Aspekt täglicher Straßensicherheit verordnet, umfaßte u. a. bei 21% der Involutions- und 29% der cyclothymen Depression eine Hydiphen-Infusionstherapie, die Neueinstellung auf Lithium bei 15% der Involutions- und bei 47% endogener Depressionen.

Neben Einzelgesprächen mit Arzt und Psychologe, Gruppenvisiten, themenzentrierten Gruppengesprächen für alle Tagespatienten erfolgt Gesprächsgruppentherapie mit der Zielstellung von Krankheitsbewältigung für etwa 40% und eine dynamisch-orientierte Gesprächsgruppentherapie für 25% der Patienten mit ausschließlich oder begleitenden neurotischen Störungen. Elemente kommunikativer Bewegungstherapie, von Gestaltungs- und Maltherapie werden therapiebegleitend eingesetzt. Ähnlich gestuft fordernd erfolgt anfangs Arbeitstherapie in Form von Holz-, Leder- und Textilarbeiten, später industrielle Arbeitstherapie mit dem Ziel des Arbeitstrainings am alten oder neuvermittelten Arbeitsplatz. 23% aller Tagespatienten absolvierten diese konkret-praxisnahe Form beruflicher Wiedereingliederung, 32% aller Patienten mit Schizophrenien, 26% mit reaktiven Depressionen, 22% mit endogener Depression. In Gruppen mit konzentrativer Entspannung waren endogen-depressiv Erkrankte zu 20%, reaktive oder neurotische Depressionen zu 45%. In AT-Gruppen, nur in der Interphase der endogenen Depressionen eingesetzt, übten 8% mit dieser Diagnose, 52% reaktiv bzw. neurotisch-depressiv Erkrankte. Einen gezielt-gestuften Einsatz erfährt auch Musiktherapie. Während Gruppensingetherapie in der Wiederherstellungsphase aktivieren, ablenken, damit stabilisieren soll, wird in der Etappe der Readaption die Anpassung an die Gruppe, die Kontaktfindung und Kommunikationsbemühung besonders durch nonverbale Aktivitäten der Instrumentalimprovisation mit instrumentalem Rollenspiel und durch Bewegungsimprovisation nach Musik gefördert. Besonders wesentlich für depressiv Kranke beim Übergang in die Etappe der Rehabilitation im eigentlichen Sinn ist der Einsatz regulativer Musiktherapie. Akzeptierendes Wahrnehmen soll es dem depressiv Erkrankten ermöglichen, mit seinem Erleben konstruktiv umgehen zu können, letztlich soll antidepressives Erleben und Verhalten trainiert werden. Tagesklinikbetreuung mit dem dargestellten, allmählich auf- und ausgebauten Therapieprogramm hat erreicht, daß 91% der eingewiesenen Erkrankten erfolgreich behandelt wurden. Bei 9% mußte Überweisung zu stationärer Therapie erfolgen, weil Depression in expansive Manie umschlug, sich paranoide Symptomatik zuspitzte, am häufigsten aber, weil sich familiär-soziale Bedingungen antitherapeutisch für halbstationäre Patientenführung akzentuierten. Verdeutlichte vorteilhafte Besonderheiten und erreichte Ergebnisse bei Tagesklinikbetreuung depressiver Syndrome belegen, daß halbstationäre Einrichtungen ein wichtiges, vielerorts noch dringend zu schaffendes Bindeglied in der psychiatrischen Behandlungs- und Rehabilitationskette sind.

Chronopathologische Aspekte bei der kombinierten Schlafentzugs-Thymoleptika-Therapie von Depressionen

I. Stockmann, K. H. Liebner

Auf rhythmische Phänomene bei der endogenen Depression weisen die Symptomatologie (z. B. Schlafstörung, Tagesschwankung, gestörter Zeitsinn), die Manifestationsbedingungen, der Krankheitsverlauf und Phasenablauf hin.

Es ist noch nicht vollständig geklärt, welcher Mechanismus der therapeutischen Wirkung des Schlafentzugs zugrunde liegt. Diskutiert wird u. a. eine Resynchronisierung der in der Depression als gestört betrachteten circadianen Rhythmen (*Schmocker* et al. 1975, *Papoušek* 1975, *Rudolf* et al. 1977, *Wehr* und *Wiz-Justica* 1982).

Durch den totalen Schlafentzug, der auch bei den eigenen Patienten durchgeführt wurde, wird ein circabidianer Rhythmus erzwungen. Der partielle Schlafentzug in der 2. Hälfte der Nacht erzeugt einen circadianen Rhythmus mit verkürzter Schlafzeit und der Entzug in der 1. Nachthälfte am Vortag einen infradianen und am Entzugstag einen ultradianen Rhythmus.

Es fragt sich, ob die drei genannten Schlafentzugsarten in unterschiedlicher Weise resynchronisierend wirken, zumal von den beiden erstgenannten Methoden besonders Abendtypen mit einer „vorgehenden inneren Uhr" und von der letztgenannten Methode besonders Morgentypen mit einer „nachgehenden inneren Uhr" profitieren sollen. Außerdem wird nur bei dem Entzug in der 1. Hälfte der sogenannte nächtliche Umschlagpunkt zwischen 2.00 und 4.00 h verschlafen (*Goetze* und *Tölle* 1981).

Wenn ausschließlich bei endogener Depression eine Desynchronisierung des circadianen Rhythmus vorliegt, ist unklar, wieso es auch vorkommen kann, daß tief neurotisch Depressive auf „resynchronisierenden" Schlafentzug ansprechen, wie z. B. durch *Pflug* und *Tölle* (1971) und bei den eigenen Probanden beobachtet werden konnte. Nach *Rennerts* (1982) Ansicht über eine Universalgenese der Psychosen fragt es sich, ob es richtig ist, die neurotische Depression als Krankheit „ohne Rhythmusstörung" von der endogenen abzugrenzen.

Die eigenen Untersuchungen mit einem Zeitschätzverfahren (Selbstbestimmung) haben signifikante Unterschiede im Zeitschätzvermögen endogen und neurotisch Depressiver ergeben. Nur die endogen Depressiven schätzten stark verkürzt, wiesen also einen gestörten Rhythmus auf, was bereits in der Literatur bekannt war (z. B. *Payk* 1979).

Durch *Bojanovsky* und *Tölle* (1973) und *Payk* (1979) wurde auf einen sogenannten peradoxen Effekt des totalen Schlafentzugs aufmerksam gemacht: Entgegen der Aufhellung der Depression kommt es zu einer Vergrößerung des negativen Zeitfehlers. Erstere fanden diesen Effekt unregelmäßig bei ihren Probanden, und zwar unabhängig von der nosologischen Gruppe.

Bei den eigenen Erhebungen trat ein paradoxer Effekt in der Tendenz nur bei der Gruppe der 17 endogen Depressiven auf. Diese nosologische Gruppe kann bezüglich ihrer Depressionstiefe (Beck-Inventory) signifikant gebessert werden. Dagegen bestand i. M. eine Tendenz zur noch stärkeren Verkürzung der Zeitschätzwerte am Entzugstagmorgen und -abend.

Der unterschiedliche Schlafentzugseffekt bei endogen und neurotisch Depressiven könnte aber auch durch verschiedene Einflußfaktoren (mit)bestimmt werden, wie z. B. Depressionstiefe, Alter und Vitalsymptomatik (*Payk* 1979). – Erfahrungen in der Anwendung von partiellem Entzug bei neurotisch Depressiven wurden noch nicht gesammelt.

Da die Schlafentzugswirkung meist nur für einen Tag, höchstens eine Woche lang (*Philipp* 1978) anhalten soll, wird kaum auf eine Kombination mit Thymoleptika verzichtet oder auch serieller totaler Entzug angewendet. – Gezielte Untersuchungen mit seriellem partiellem Schlafentzug liegen noch nicht vor. –

Die Gabe von Antidepressiva um Mitternacht (zusätzliche Zeitgeberfunktion) und Lithium sowie eine Verschiebung der Schlafzeit oder die Applikation von starkem Licht sind nach *Wehr* und *Wiz-Justica* weitere „chronotherapeutische Verfahren".

Die Beachtung chronopathologischer Gesichtspunkte könnte zukünftig weitere Möglichkeiten in der Depressionsbehandlung erschließen.

Erfahrungen mit der Lichttherapie (Bright Light; Phototherapie) bei depressiven Syndromen

K. Peter, A. Kowalik, G.-E. Kühne

Einleitung

Im internationalen Schrifttum zu Bright Light findet sich zunehmend die Tendenz, Untersuchungsergebnisse der biologischen Grundlagenforschung in klinische Studien zu dieser Therapieform zu integrieren bzw. klinische Arbeiten nach beachtenswerten Resultaten der Grundlagendisziplinen zu konzipieren.

In eigenen Untersuchungen beschäftigen wir uns mit dem Wirkungsnachweis des Therapieverfahrens bei unterschiedlichen klinischen Gruppen, der Gestaltung des „Bestrahlungsmilieus“ zur Abklärung von Plazeboeffekten und archivarischer Arbeit zur Identifizierung von Patienten mit dem Krankheitsbild SAD (seasonal affective disorder). Die letzteren Arbeitsergebnisse werden wir anderweitig publizieren.

Aktuelle Tendenzen der Bright-Light-Forschung

Neurochemische, neurophysiologische und chronobiologische Untersuchungen tragen wesentlich zur Charakterisierung der Grundlagen der Bright-Light-Therapie bei.

Derzeit werden aber aus diesen Forschungsbereichen widersprüchliche Ergebnisse berichtet, die eine Neuformulierung bisher gültiger Modellvorstellungen zur Lichttherapie zwingend erforderlich machen. Einige der wichtigsten Untersuchungsbefunde sollen kurz skizziert werden. Die ursprüngliche Annahme der zentralen Rolle des Melatoninstoffwechsels als biologischer Marker gegenüber Licht bei SAD- und endogen depressiven Patienten muß aus mehreren Gründen relativiert werden.

Rosenthal et al. (1985) beschrieben Untersuchungsergebnisse nach Lichtmanipulation bei SAD-Patienten, die gegen eine kausale Rolle von Melatonin bei diesen Erkrankungen zu werten sind.

Auch sind in praxi meist nur kleine Patientenkollektive untersucht worden, so daß sich allgemeingültige Aussagen nicht sicher ableiten lassen.

Beachtenswerte Befunde stellten kürzlich österreichische Autoren vor. Danach soll eine weitere depressive Subpopulation durch jahreszeitabhängige affektive Störungen, relative Melatoninhypersekretion im Sommer sowie dem gegenteiligen Verhalten im Winter gekennzeichnet sein.

Die bisherigen Melatoninuntersuchungen lassen sich nicht einheitlich zusammenfassen. Manisch-depressiv Erkrankte und SAD-Patienten scheinen aber gegenüber Licht mit sensitiveren Veränderungen des Melatoninspiegels zu reagieren als Gesunde.

Untersuchungen von *Wehr* et al. (1986), die gegen einen photoperiodischen Einfluß, d. h. den tageszeitlichen Bestrahlungsmodus bei SAD-Erkrankten sprechen, und von *Wirz-Justice* et al. (1986), die in einer Gruppe von SAD-Patienten die Wirksamkeit von dunklem, gelbem Licht (etwa 250 Lux) nachwiesen, sind gegenwärtig nur schwer interpretierbar. Diese Befunde geben ebenfalls Anlaß, bisherige Grundannahmen zur Wirksamkeit von Bright Light zu überdenken.

Material, Methoden, Ergebnisse und Zusammenfassung

Eine erste Untersuchungsserie bei endogen Depressiven hatten wir 1986 beschrieben. Entsprechend unseren Zielstellungen wiederholten wir diese Untersuchungen unter vergleichbaren Bedingungen, d. h. weder Lichtdosen noch Applikationsweisen wurden verändert, bei einer weiteren depressiven Patientenpopulation vorwiegend neurotischer Struktur.

Diese Studie war Teil eines umfangreichen Projektes zur Abschätzung der Plazebo- bzw. unspezifischen Wirkungen des Therapieverfahrens Bright Light.

Insgesamt wurden 9 Patienten behandelt, davon 6 neurotisch depressive Patienten, 2 reaktiv Depressive und 1 depressiv anankastischer Patient. Die Diagnosen wurden klinisch gestellt und durch psychologische Untersuchungen abgesichert. 6 Patienten waren DST-Responder.

Wir konnten weder durch die Prae-Posttest

analyse der erhobenen Testbefunde im Gruppenvergleich noch durch Einzelfallbetrachtung einen bedeutsamen Einfluß der Lichttherapie sichern. Eine definitive Interpretation der Ergebnisse ist bisher nicht möglich, da die laufende Untersuchungsserie abgewartet werden muß.

Die klinische Wirksamkeit von Bright Light bei SAD-Patienten und endogen Depressiven wurde in mehreren Studien nachgewiesen. Dazu widersprüchliche Befunde der biologischen Grundlagenforschung müssen möglicherweise zu einer Neuorientierung bisher gültiger Modellvorstellungen führen. Eigene Untersuchungen sind der Einbeziehung weiterer klinischer Gruppen und Fragen der Gestaltung des Behandlungsmilieus gewidmet. Teilergebnisse wurden vorgestellt.

Erfahrungen mit der Elektrokrampftherapie bei depressiven Erkrankungen im höheren Lebensalter

S. Lemke, R. Gottschall

Der Einsatz der Elektrokrampfbehandlung gehört an der Jenaer Nervenklinik seit vielen Jahren zum therapeutischen Inventar. Bei Patienten im Senium ergeben sich in der Indikationsstellung besondere Gesichtspunkte. Depressiv-psychotische Symptomatik im höheren Lebensalter läßt mitunter zu früh eine organische Restsymptomatik annehmen und weitere therapeutische Bemühungen unterbleiben. Im Gegensatz dazu ist anhand der Literatur auch zu verfolgen, daß gerade im höheren Lebensalter die Elektrokrampfbehandlung eine schonende Behandlungsform sein kann, die bei guter Indikationsstellung überraschende Erfolge zeigt. Anhand eigener Vorgehensweisen und Ergebnisse wollen wir versuchen, diese Aussage zu stützen. Im Berichtszeitraum von 1985 bis 1986 wurde auf der psychiatrischen Aufnahmestation der Jenaer Universitäts-Nervenklinik bei 23 Patienten eine Elektrokrampfbehandlung durchgeführt, das entspricht 13% aller Patienten mit endogener Psychose. 5 dieser Patienten waren Frauen im Alter zwischen 63 und 72 Jahren. Die Indikation zur Behandlung wurde bei den genannten Patientinnen im Mittel 5 Monate nach stationärer Aufnahme gestellt, das bedeutet durchschnittlich 8 Monate nach Erkrankungsbeginn. Anlässe zur Therapieänderung waren bei vorherrschend depressiver Symptomatik in drei Fällen der stark reduzierte Allgemeinzustand, in einem Fall Suizidalität und in einem Fall zunehmende Erregtheit. Alle 5 Patientinnen waren einem Internisten vorgestellt worden, in einem Fall wurde die Behandlung einer Hyperthyreose abgewartet. In einer vorbereitenden Konsultation mit dem Anästhesisten wurden zusätzlich zur klinischen Untersuchung folgende Befunde demonstriert: Blutbild, Blutsenkungsgeschwindigkeit, Urin, Mineralien und Kreatinin. Elektrokardiogramm und eine aktuelle Thoraxübersichtsaufnahme lagen vor. Die Medikation des Patienten wurde auf mögliche Interaktionen hin überprüft, in allen Fällen wurden Thymoleptika und Neuroleptika in der Zeit der Elektrokrampfbehandlung beibehalten. 45 Minuten vor Behandlung erfolgte die Prämedikation mit durchschnittlich 0,015 mg/kg Körpergewicht Atropin. Nach Lagerung des Patienten führten wir die Präcurarisierung mit Tricuran⁰ (Gallamin) in einer Dosierung von 0,25 mg/kg Körpergewicht durch. Diese Vorbehandlung wirkt vorbeugend sowohl gegen den succicuranbedingten Muskelschmerz als auch gegen den krampfinduzierten Muskelkater. Die eigentliche Narkose wird nach Kontrolle von Puls und Blutdruck mit Radenarcon⁰ (Etomidate) in einer Dosierung von 0,15 bis 0,3 mg/kg Körpergewicht eingeleitet. Radenarcon⁰ ist ein Kurznarkotikum, das in der überschauten Literatur nur selten im Zusammenhang mit der Elektrokrampfbehandlung genannt wird. Es bietet unseres Erachtens im Vergleich zu den Barbituraten entscheidende Vorteile: Senkung der Krampfschwelle, kurze Wirkdauer, geringe atem- und kreislaufdepressive Wirkung, keine Kumulation, keine Histaminfreisetzung. Nachteile sehen wir in dem oft angegebenen Injektionsschmerz und in Myoklonien, die mitunter die Abgrenzung des Anfalles erschweren. Nach Muskelrelaxation mit Succicuran⁰ (Suxamethoniumchlorid) in einer durchschnittlichen Dosierung von 0,5 bis 0,7 mg/kg Körpergewicht wurde der Patient mit Maske im Überdruck (100% O_2) beatmet. Nach präiktaler Hyperventilation plazierten wir in den genannten Fällen die Elektroden bitemporal. Die Behandlung erfolgte mit einer Stromstärke von 500 mA und einer Stromflußdauer von 1,2 s, je Woche mit 2 Behandlungen. Im Durchschnitt wendeten wir bei jedem Patienten 8 Elektrokrämpfe an. Therapieziel war der generalisierte Anfall, dessen Zeitdauer in den genannten Kasuistiken mit durchschnittlich 20 s Dauer beschrieben wurde. In keinem Fall traten Komplikationen auf. Der angestrebte therapeutische Effekt trat in allen fünf Fällen prompt ein. Durchschnittlich zwei Monate nach Abschluß der Behandlung konnten die Patientinnen bei gutem oder ausreichendem Wohlbefinden entlassen werden. Ein bedeutsamer Erfolg, wenn man beachtet, daß die Erkrankungsdauer vor Elektrokrampfbehandlung 8 Monate gedauert hatte und bei rein medikamentöser Therapie eher progredient verlaufen war.

Zusammenfassend möchten wir feststellen:

1. Die von uns eingesetzte Narkoseform mit Radenarcon⁰ als Kurzzeitnarkotikum erwies

sich bei Patientinnen im höheren Lebensalter auch bei stark reduziertem Allgemeinzustand als risikoarm.

2. Bei gesicherter Diagnose besteht kein Grund zum therapeutischen Nihilismus, und der Entschluß zur Elektrokrampfbehandlung kann gerade die dem älteren Patienten wichtige Zeit wieder lebenswerter gestalten helfen.

Das Kriminogene im Depressiven

M. Lammel

Einleitung

Die Spannweite der Depressionen von allgemeinmenschlichen Reaktionsweisen bis hin zur besonderen Form seelischen Krankseins und die Unspezifität psychopathologischer Merkmale bezüglich der Ätiologie haben zu einer Vielzahl diverser Auffassungen geführt. *Ott* ist zuzustimmen, wenn er schreibt: „Der Übergang, wo einfühlbare Traurigkeit als angepaßte Erlebnisreaktion aufhört und die depressive Krankheit beginnt, ist fließend, denn niemand weiß, wieviel an Depressivität ein Mensch im Verlauf seiner Entwicklung und einer bestimmten Situation, abhängig von seiner Wesensart, dem Lebensalter und seinen Lebensumständen, durchstehen muß und von welchem Schweregrad an man Depressivsein als krankheitswertig ansehen muß" (1979, S. 626). Nicht zuletzt deshalb ist es zu einer inflationären Ausweitung des Begriffsumfangs der Vokabel ‚depressiv' gekommen. Die sich daraus ergebende Notwendigkeit einer Begriffsbestimmung unter psychopathologischem Aspekt wird gestützt durch folgende, aus der Geschichte der forensischen Psychiatrie erwachsende Überlegung.

Historie

Überschaut man die Literatur zum forensischen Problemkreis der Depression (*Lammel*, 1984), so fällt auf, daß die kriminogene Wertung des depressiven Syndroms recht wechselnder Einschätzung unterliegt. Gleichlaufend mit den Bemühungen um Klassifikation und phänomenologische Differenzierung psychopathologischer Syndrome kam es auch zu einer verschiedenartigen Bewertung ihrer forensischen Bedeutsamkeit. In der Regel sind Probanden mit endogenen depressiven Verstimmungen, reaktiven Depressionen und depressive ‚Psychopathen' hinsichtlich der Motivation, der Delinquenz und der strafrechtlichen Verantwortlichkeit getrennt voneinander betrachtet worden. Diese Orientierung am ‚klassischen" Klassifikationsschema hatte eine Darstellung der Problematik zur Folge, die sich insbesondere in Form einer Schematisierung bei der Beurteilung der Zurechnungsfähigkeit auswirkte. Es wurde beschrieben, daß es sich vorwiegend um endogene und reaktive Depressionen handelt, aus denen heraus die Probanden, meist Frauen, straffällig werden. Seltener ist dies bei abnormen (depressiven) Persönlichkeiten der Fall. Die von Probanden mit endogenen und reaktiven Depressionen begangenen Delikte sind in der Mehrzahl Gewalttaten, wobei der mißlungene erweiterte Suizid präponderant ist. Obwohl beide diagnostisch-nosologischen Gruppen sich weder unter Zugrundelegung ätiologischer, psychopathologischer oder forensischer Kriterien hinreichend exakt voneinander trennen lassen, ist bezüglich der strafrechtlichen Verantwortlichkeit eine unterschiedliche Bewertung erfolgt, indem bei endogenen Depressionen die Exkulpierung empfohlen, bei reaktiven Depressionen aber die Zurechnungsfähigkeit allenfalls als vermindert beurteilt worden ist. Diese Regelung war unter Berücksichtigung neuerer Ergebnisse der Depressionsforschung zu überdenken.

Begriffsbestimmung

Ebenso wie der Begriff ‚Psychose' im Sinne der allgemeinsten Bedeutung sowohl zur Kennzeichnung von ‚psychischem Anderssein' als auch von ‚psychischer Krankheit' verwandt werden kann, ist auch der Terminus ‚endogen' in dieser Doppelbedeutung zur Bezeichnung einer phänomenologisch-typologischen und einer diagnostisch-nosologischen Qualität anwendbar (*Schrappe*, 1984). Das heißt themabezogen, daß ‚endoform' strukturierte Depressionen auch außerhalb von im eigentlichen (diagnostisch-nosologischen) Sinne endogenen Depressionen vorkommen. Auf der phänomenologisch-typologischen Ebene, die für die forensische Psychiatrie von besonderer Bedeutung ist, erfolgt die Beschreibung von Zustandsbildern (Prägnanztypen), denen als gemeinsames Symptom- und Beschwerdebild ein Achsensyndrom zugrunde liegt, welches von *Berner* (1977) als endogenomorph-depressives Achsensyndrom bezeichnet wurde. Diese depressiven Syndrome, die entsprechend der Kriterien (Beeinträchtigung des Antriebes, der Befindlichkeit und der Affizierbarkeit, Störung der Biorhythmen, zeitliche Absetzung) als endomorph zu bezeichnen sind, können sowohl durch organische, hereditäre endogene als auch psychogene Faktoren verursacht sein. Von einer Kriminalität depressiv Kranker sollte nun nur gesprochen werden, wenn der primäre Stellenwert eines so beschreibbaren depressiven Syndroms im Bedingungsgefüge der strafbaren Handlung evident ist.

Delinquenz

Unter diesem Blickwinkel ist der Depression in der Übergangsreihe von der endogenen oder psychoreaktiv verursachten Labilisierung des psychischen Gefüges bis hin zum wahnhaften Erleben in der reaktiven oder endogenen Depression als dem verbindenden und allen weiteren Bedingungen (Konflikte, Situation, Alkohol, Psychopharmaka) Bedeutung zukommen lassenden Faktor die Eigenschaft der Causa movens im Bedingungsgefüge der strafbaren Handlung zuzuerkennen. Das Spektrum der möglichen Delinquenz umfaßt über die gehäuft benannten Gewaltdelikte hinaus auch Selbstanschuldigung, Brandstiftung, Diebstahl, Betrug, Kindesvernachlässigung, asoziales Verhalten und stellt sich damit breiter als bisher beschrieben dar.

Typologie

Das konkrete Delikt steht bei differenzierter Betrachtungsweise in einer durchaus aufweisbaren Beziehung zur Psychopathologie des depressiven Syndroms (*Lammel*, im Druck). Die Motivation ist dabei kritisch zu bewerten und nicht in jedem der Fälle ergründbar. Unter Verzicht auf Details kann formuliert werden, daß Deliquenz aus depressiven Syndromen heraus in folgender Weise beschrieben werden kann:

1. Die Delinquenz kann aus den Wahnbildungen dieser Verstimmung heraus motiviert geschehen. In diesen Fällen kommt der depressiven Verstimmung in der Regel die Bedeutung der ausschließlichen Determinante für die Kriminogenese zu. Diese Fälle sind in der Minderzahl.

2. Die Delinquenz kann auf dem Weg über die Lockerung des psychischen Gefüges mit Insuffizienzerleben unterschiedlicher Intensität motiviert geschehen, wobei die depressive Verstimmung nicht die ausschließliche Determinante, sondern die Matrix bzw. der Faktor ist, durch den die prämorbiden Persönlichkeitszüge, Konflikte, situativen Anlässe, Alkohol- und Psychopharmakawirkung erst die entscheidende Dimension erlangen.

3. Die Delinquenz kann in (schwer) rekonstruierbarer Weise direkt aus der Symptomatik der depressiven Verstimmung (raptusartig, bei Verwirrtheit, Steuerungsschwäche, Hemmung, Agitation usw.) in unterschiedlicher Art als Gewalttat, fahrlässige Handlung, Unterlassung und als impulsive, situativ provozierte oder triebhafte Handlung hervorgehen, ohne daß ein Motiv ergründbar ist. Die Handlung kann gelegentlich Symptomcharakter haben.

Die Gruppenbildung stellt einen Ordnungsgesichtspunkt dar, der die Vielfalt der Delinquenz und der Determinanten dieser Delinquenz aus depressiven Verstimmungen heraus berücksichtigen soll, ohne, wie gerade konventionelle diagnostische Kategorien, die Entscheidung über den Grad der strafrechtlichen Verantwortlichkeit vorzubelasten bzw. zu intendieren.

Weitere Monographien des Fachgebietes

Lehmann, R., und H. P. Molsen

Neuroradiologie des Spinalkanals

unter Berücksichtigung der Computertomographie
– Beiheft –

131 Seiten mit 134 Abbildungen und 10 Tabellen, 17 × 24 cm,
Kartoniert 02500; Ausland 25,– DM
Bestell-Nummer 796 848 1 ISBN 3-7401-0132-6

Metzler, P., und B. Nickel

Zeitreihen und Verlaufsanalysen

– Eine Einführung mit Beispielen aus der Neurologie, Psychiatrie und klinischen Psychologie –

248 Seiten mit 70 Abbildungen und 18 Tabellen, 17 × 24 cm,
Kartoniert 03300; Ausland 33,– DM
Bestell-Nummer 796 861 7 ISBN 3-7401-0055-9

Michalik, M., Schulze, H. A. F., und R. Zschenderlein

Aktuelle Probleme der neurologischen Intensivmedizin

– Beiheft –

160 Seiten mit 30 Abbildungen und 60 Zeichnungen, 17 × 24 cm,
Kartoniert 02900; Ausland 29,– DM
Bestell-Nummer 796 878 0 ISBN 3-7401-0119-9

Mielke, U.

Rheoenzephalographie im Kindes- und Erwachsenenalter

– Beiheft –

163 Seiten mit 92 Abbildungen und 7 Tabellen, 17 × 24 cm,
Kartoniert 02200; Ausland 22,– DM
Bestell-Nummer 796 817 4 ISBN 3-7401-0138-5

Schulze, H. A. F., Kühne, G.-E., unter Mitarbeit von D. Müller

Integrative und interdisziplinäre Aspekte der Nervenheilkunde

– Beiheft –

148 Seiten mit 33 Abbildungen und 37 Tabellen, 17 × 24 cm,
Kartoniert 02500; Ausland 29,– DM
Bestell-Nummer 796 853 7 ISBN 3-7401-0137-7

Schulze, H. A. F., und W. Poppe

Konzeptionen und Modelle der langfristigen Betreuung in der Nervenheilkunde

– Beiheft –

205 Seiten mit 43 Abbildungen und 40 Tabellen, 17 × 24 cm,
Kartoniert 02900; Ausland 29,– DM
Bestell-Nummer 796 800 0

Seidel, K., Neumärker, K. J., und H. A. F. Schulze

Zur Klassifikation endogener Psychosen

– Beiheft –

121 Seiten mit 4 Abbildungen und 51 Tabellen, 17 × 24 cm,
Kartoniert 03100; Ausland 35,– DM
Bestell-Nummer 796 850 2 ISBN 3-7401-0070-2

(Vertriebsrechte für das gesamte NSW bei Springer Verlag, Berlin (West))

Vesper, J., und P. Wiechert

Möglichkeiten der mehrdimensionalen Schlafuntersuchung zur Diagnostik funktioneller Störungen im Kindesalter

– Beiheft –

140 Seiten mit 54 Abbildungen, 17 × 24 cm,
Kartoniert 02300; Ausland 23,– DM
Bestell-Nummer 796 834 2

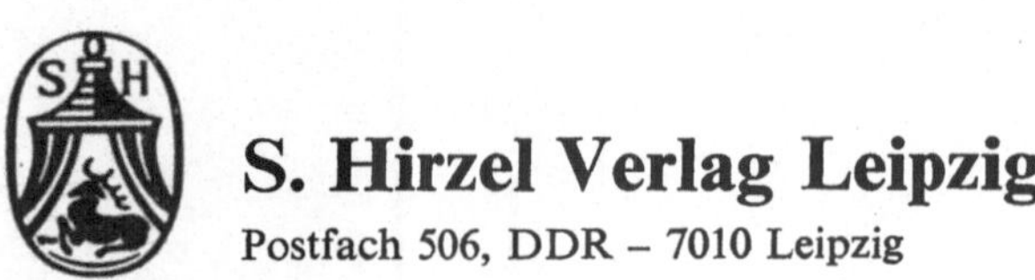

S. Hirzel Verlag Leipzig
Postfach 506, DDR – 7010 Leipzig